Petra Liermann

Gestatten, dick …
(K)ein Ratgeber, wie Sie morgen dünn sein können

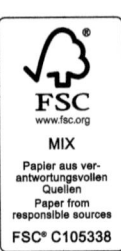

Cover: Perry Payne
Bildlizenzen: iStock.com/KrizzDaPaul
Verantwortlich für den Inhalt des Textes
ist die Autorin Petra Liermann

TWENTYSIX – Der Self-Publishing-Verlag
Eine Kooperation zwischen der Verlagsgruppe Randomhouse
und BoD – Books on Demand
Herstellung und Verlag: BoD – Books on Demand, Norderstedt

ISBN: 9783740768935

© 2020 Petra Liermann
www.petra-liermann.de

Die Deutsche Nationalbibliothek verzeichnet diese Publikation in der Deutschen National-
bibliografie; detaillierte bibliografische Daten sind im Internet über http://dnb.dnb.de
abrufbar.

Das Werk ist einschließlich aller seiner Teile urheberrechtlich geschützt. Jede Verwertung
und Vervielfältigung des Werkes ist ohne Zustimmung der Autorin unzulässig und
strafbar. Alle Rechte, auch die des auszugsweisen Nachdrucks und der Übersetzung, sind
vorbehalten. Ohne ausdrückliche schriftliche Erlaubnis der Autorin darf das Werk, auch
nicht Teile daraus, weder reproduziert, übertragen noch kopiert werden, wie zum Beispiel
manuell oder mithilfe elektronischer und mechanischer Systeme inklusive Fotokopieren,
Bandaufzeichnung und Datenspeicherung. Zuwiderhandlung verpflichtet zu Schadener-
satz. Alle Inhalte wurden mit großer Sorgfalt ausgearbeitet und stellen die Recherche des
aktuellen Stands der Wissenschaft dar. Sie dienen ausschließlich der neutralen Information
und allgemeinen Weiterbildung.
Nichts, was in den Inhalten des Anbieters enthalten ist, ist dazu bestimmt, Krankheiten zu
diagnostizieren oder zu behandeln. Der Anbieter ist kein Arzt und gibt keine medizini-
schen oder gesundheitlichen Heilversprechen ab. Die Inhalte dürfen nicht als Grundlage
zur eigenständigen Diagnose und Beginn, Änderung oder Beendigung einer Behandlung
von Krankheiten verwendet werden. Konsultieren Sie bei gesundheitlichen Fragen oder
Beschwerden immer ihren behandelnden Arzt.

Wenn Ihnen jemand aus der Küche entgegenkommt, ein Stück Knäckebrot in der erhobenen Hand schüttelt und ruft: „Nur ein Knäckebrot! Nur ein Knäckebrot!", dann könnte dieser Jemand eventuell Gewichtsprobleme haben ...

Wolfgang J. Reus

Im Gedenken an Uwe, einem wundervollen Menschen, der mein Leben bereichert hat und mich dazu gebracht hat, einige Dinge zu formulieren, ohne die es dieses Buch nicht geben würde.

Inhalt

Teil I – Die Welt der Dicken 9

Gestatten, mein Name ist … 10

Faul und undiszipliniert oder einfach missratene Kindheit?...13

Und am Ende verliert nur das Selbstbewusstsein an Gewicht...............................18

Weibliche Vorbilder, wie sie im Buche stehen .22

Wenn nichts mehr geht, wird man Beamtin 27

Die Krux mit den selbstverständlichen Dingen 34

Kleider machen Leute 41

Geliebte Medien..46

Die Wirtschaft der Dicken..51

Die Peinlichkeit des Abnehmens...........................54

Und wer ist schuld?...59

Teil II – Der Weg der Dicken......................... 74

Hier kommt … 75

Ich bin kein Opfer!..77

Der Schlaukopf 86

Der komfortable Schmerz 102

Die Angst vor der Angst vor der … 110

Das Dick-ich(t) 118
Die Detektivarbeit 129
Werte auf dem Prüfstand 149
Die Sache mit der Liebe 156
Die Macht der Energie 163
Das neue Abnehmprogramm 183
Und wenn dann … 188
Zum Abschluss 190
Eine kleine Geschichte 193
Die Autorin 196
Weitere Titel der Autorin 198

Teil I – Die Welt der Dicken

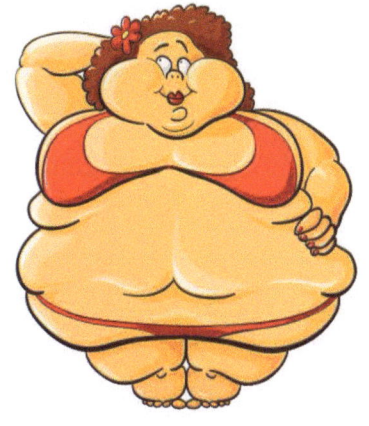

Gestatten, mein Name ist ...

Egal, eigentlich ist mein Name völlig unwichtig und spielt auch keine entscheidende Rolle. Ich bin dick. Einfach dick. Nicht „vollschlank", aber auch nicht dickdickdick. Das reicht als Definition meiner Person auch schon vollkommen aus. Mehr müssen Sie nicht wissen. Oder wollen es vielleicht auch gar nicht. Zumindest geht es mir seit meiner Kindheit mit den meisten Menschen so. Sie sehen, dass ich dick bin, und kennen mich eigentlich schon in- und auswendig. Während andere eine üble Narbe, eine krumme Nase oder ihren hässlichen Charakter einfach verstecken, geht das bei mir nicht. Man sieht einfach, dass ich dick bin. Und damit für die meisten auch gleich eine Kumulation von undiszipliniert, faul, hässlich, gleichgültig, fresssüchtig, unattraktiv, unsportlich, unfähig, unintelligent und empathielos. Auf gut Deutsch: Sie können so nett, so empathisch, so intelligent und so diszipliniert sein, wie Sie wollen, wenn Sie dick sind, spielt das alles keine Rolle mehr.

Dabei ist „dick" in unserer Gesellschaft eigentlich fast jeder. Nun ja, vielleicht nicht so viele

Menschen, aber ist Ihnen mal aufgefallen, dass man mit Kleidergröße 42 schon als Plus Size gilt? Ich meine, das ist total daneben. Ich kenne viele Menschen, die eine absolut tolle Figur haben und weit davon entfernt sind, dick zu sein. Trotzdem könnten sie mit Größe 42 schon bei Ulla Popken shoppen gehen. Und wenn ich mir so manches Plus Size Model ansehe, kommen mir die Tränen. Ich meine, eine Angelina Kirsch hat die Maße 105-76-113 und trägt Gr. 42/44. Wo, bitte, ist die dick? Mit diesen Kurven liegt sie wohl näher an der normalen Frau als all die Hungerhaken, die als Idealmaß propagiert werden. Und hat sich eigentlich einer mal den Hintern von Kim Kardashian angesehen? Dünner ist der wohl auch nicht, trotzdem wollen den wiederum alle haben … Sei es drum. In westlichen Ländern ist es eben so, dass man mit Größe 42 Plus Size ist.

Wie soll man also aussehen, damit man nicht schief geguckt wird? Tja, „Germany´s next Top Model" macht es vor: flach, keine Kurven, hervorstehende Knochen und am besten Kindergröße. Oder kennen Sie wirklich jemanden, der als erwachsene Frau Größe 34 trägt? Bulimie ist eben besser als Dicksein. Es mag ja wirklich Frauen geben, die von Natur aus einfach nicht zunehmen können. Aber „normal" ist das genauso wenig wie mein Übergewicht. Gab es nicht mal eine Zeit, als Rubens aktuell war und Frauen mit normalen Maßen gemalt hat? Aber dazu später mehr.

Ich möchte Ihnen auf den nächsten Seiten ein paar grundlegende Dinge im Leben eines Dicken näher bringen. Und vielleicht auch Ihr Denken dadurch ein wenig ändern.

Faul und undiszipliniert oder einfach missratene Kindheit?

Manche Menschen mögen einfach nicht verstehen, dass für dicke Menschen ihr Dasein von ihrem Dicksein bestimmt wird. Wie könnten sie auch, wenn ihr größtes Problem an ihrem Aussehen ein Pickel auf der Nase ist, den es zu kaschieren gilt. Schon als Kind wird einem eingetrichtert, dass man wenig liebenswert ist. Die Eltern versuchen im Regelfall kurz vor der Pubertät alles, um das Kind auf Normalgewicht zu bekommen, denn selbst diejenigen mit der größten rosaroten Brille müssen dann einsehen, dass sich der „Babyspeck" wohl nicht mehr einfach so auswächst. Spätestens dann, aber im Regelfall schon früher, haben die Mitschüler in der Schule ihre kindliche Unbedarftheit verloren und ebenfalls verstanden, dass dicke Menschen nicht normal sind. Kinder sind nicht wirklich grausam. Sie werden es erst durch Erziehung und die Medien. Und genau das habe ich sehr schmerzhaft gelernt. Denn plötzlich ist sie vorbei, die fröhliche Kindheit.

In der Schule, zuhause und beim Spielen halten einem alle vor, dass man ja „fett" sei. Plötzlich bekommt man statt Burger und Nudeln nur noch Salat und beim Sport wird man als letzte in irgendwelche Teams gewählt. Für jedes Kind der plötzliche Verlust von Vertrauen, Sicherheit und Wohlgefühl. Aber geht es dann in die Pubertät, wird alles noch viel schlimmer. Das dicke Kind möchte Teil einer Gruppe sein, will die Chance auf den ersten Freund oder die erste Freundin … und scheitert kläglich.

Haben Sie mal versucht, moderne Kleidung für Dicke zu kaufen? Oder einen Jungen davon überzeugt, dass Äußerlichkeiten nur Schall und Rauch sind? Sie haben genau zwei Möglichkeiten: Sie kaufen Klamotten, die zu groß sind und zwar in der Breite, nicht jedoch in der Länge passen, oder Sie laufen einfach herum wie eine Presswurst auf Drogen. Was nun das kleinere Übel ist, entscheiden Sie.

In den 80ern waren Stufenröcke und Vanilla-Hosen total in. Haben Sie mal einen dicken Hintern in einem Stufenrock gesehen? Oder versucht, eine Vanilla-Hose einem dicken Kind anzupassen? Nun, das Kind war dann eben nicht „in". Um ehrlich zu sein, bin ich meiner Mutter heute dankbar, dass sie durch ihre Weigerung, mir diese Sachen zu kaufen, verhindert hat, dass ich heute meine Fotos aus dieser Zeit in der hintersten

Ecke verstecken muss. Denn auch mir als dicker Frau ist es peinlich, wenn ich sehe, wie sich Größe 46 Jugendliche in hautenge Größe 40 Leggings und Tops quetschen und ihre Röllchen und Rollen nicht mehr unter Kontrolle bekommen. Aber wahrscheinlich sind die damit „in" und ich war es nicht. Was wem mehr schadet, wird man wohl nie endgültig feststellen.

Dann aber die Sache mit den Jungs. Ist man einigermaßen selbstreflektiert, nicht total verpeilt und sieht, was Pubertiere so mögen, hat man genau zwei Möglichkeiten: Man macht eine Liste mit tollen Typen, ergänzt sie um „Mittelmaß" und „Notfallplan", streicht alle, die man definitiv nicht nett findet und sich nicht als Freund vorstellen kann, streicht „tolle Typen" sofort, streicht „Mittelmaß" nach ein paar frustrierenden Erfahrungen und landet bei „Notfallplan", wo keiner die Streichaktion überlebt hat. Oder man geht sofort über zu Möglichkeit zwei und erkennt an, dass man maximal der Kummerkasten der Liebesszene werden kann.

Gut, das hat auch positive Seiten. Man macht seine Erfahrungen nicht direkt, sondern in erster Linie indirekt, erspart sich viel Herzschmerz und beherrscht die Theorie, die andere erst durch praktische schmerzhafte Erfahrungen lernen müssen. Trotzdem wäre mir manchmal die Praxis lieber gewesen.

Schlimm an dieser Phase sind die Spätauswirkungen. Dicke Kinder lernen ein gut funktionierendes System, um im Gewusel der Pubertät zu überleben: Du bist nicht hübsch genug, also musst du das kompensieren. Nur wie? Ich habe damals gelernt, einfach zu gucken, was die Leute mögen. Und es ihnen zu geben. Sie wollten einen lustigen Kumpel, sie bekamen einen lustigen Kumpel.

Schon in diesen jungen Jahren sind einem dicken Mädchen aber viele Wege versperrt. Alles, was beim Dünnwerden helfen könnte, bleibt verschlossen. Sportvereine wollen keine Dicken. Bei Aktionen von Freunden, wo Schnelligkeit, Ausdauer oder zu viel Bewegung angesagt ist, macht man lieber erst gar nicht mit. Peinlich, wenn einem mitten auf dem Weg die Puste ausgeht, während alle locker weitergehen. Oder man Schweißperlen auf der Stirn hat und das Gesicht puterrot wird, weil man sich total anstrengt, während alle anderen locker flockig noch einen Marathon laufen könnten. In den Ferien gibt es keine Unternehmungen mit Freunden, denn die sind im Urlaub oder im Freibad. Und Bikinis …

Und dann ist ja da noch eine andere Sache: der einzige Freund, den man hat, und den einem alle ausreden wollen: das Essen.

Nicht dass Sie jetzt meinen, ich hätte den lieben langen Tag gegessen. Weit gefehlt. Aber ich habe eben eine Erziehung genossen, in der Essen einen gewissen Stellenwert hatte, gutes Essen etwas Besonderes war. Und Süßigkeiten als Belohnung eingesetzt wurden. Ganz ehrlich, heute bin ich Mutter und verstehe, in welcher Zwickmühle man sich so befinden kann. Kinder lieben Süßigkeiten. Und was lenkt ein Kind besser von Schmerzen, Krankheiten oder unpassenden Wünschen ab als ein niedlicher kleiner Lolli oder eine große Tafel Schokolade? Und was eignet sich besser als Belohnung als ein Schokoriegel? Und wie will man Oma und Opa davon überzeugen, dass drei Ostereier genauso schön sind wie eine ganze Wagenladung? Und der Spielverderber will man ja nun auch nicht immer sein.

Essen war ein Trostpunkt, eine Belohnung … Einfach ein Freund. Und Verbote waren da, um umgangen zu werden. Als dann aber aus fünf Kilo zu viel zehn wurden, musste der Tod eines jeden Selbstbewusstseins her: die Diät.

Und am Ende verliert nur das Selbstbewusstsein an Gewicht

Glauben Sie mir, alle Ernährungsexperten, Diätassistenten, Kursleiter von Abnehmprogrammen und Verfasser wissenschaftlicher Abhandlungen über Möglichkeiten des Gewichtsverlust sind Luschen. Verglichen mit einer dicken Frau um die 30. Denn eins ist sicher: Dicke kennen jedes Abnehmprogramm, in der Regel die Nährstoffangaben zu allen interessanten Lebensmitteln, sind besser über die neuesten Trends auf dem Diätsektor informiert als jeder andere, haben sich in alle chirurgischen Lösungen von Übergewicht eingearbeitet und jede erfolgversprechende Diät mindestens einmal im Leben ausprobiert. Sie wollen von mir einen ausgewogenen 1000 kcal-Plan zum Abnehmen? Den schüttele ich Ihnen nach 48 Stunden ohne Schlaf, einem gelaufenen Halbmarathon und mit Migräne noch mal eben so aus dem Ärmel. Low Carb, Keto, Low Fat, Brigitte-Diät, Weight Watchers … Alles Dinge, die mich nicht mal mehr überlegen lassen. Ich kenne sie alle, habe sie alle mit mehr oder weniger Erfolg absolviert und kann Ihnen genau sagen, was zu

Ihnen passen würde. Ich bin tatsächlich der beste Lehrer, den Sie sich wünschen können, wenn es um Abnehmen geht. Aber wer will schon einen übergewichtigen Abnehmcoach? Niemand, wirklich niemand. Wahrscheinlich, weil niemand sich ständig vor Augen führen will, dass er sowieso scheitern wird. Oder kennen Sie einen wirklich Dicken, der seit mindestens fünf Jahren dünn ist? Wahrscheinlich finden Sie eher die sechs Richtigen im Lotto für nächsten Samstag.

Wenn Sie mit 14 Ihre erste Diät machen, sind Sie mit 30 derart desillusioniert, dass Sie lieber Ihr Leben lang in einem Kartoffelsack und ohne Partner durch die Gegend rennen, als sich dieses Spielchen weiter anzutun. Wir Dicke sind ja auch undiszipliniert. War doch so, oder? Das Schöne an einer Diät ist, dass man erst einmal wirklich abnimmt. Man ist voller Elan, hat sich Ziele gesetzt und hat jede Menge guter Vorsätze. Und dann …

Meine erste Erfahrung mit Diäten durfte ich in einem Kurhotel in Bad Steben machen. Tolle Sache. 800 kcal waren angesetzt und verbunden mit einigen gymnastischen Übungen, Massagen und Schwimmeinheiten sollte es der Tod einer jeden Speckrolle an meinem darunter verborgenen Modelkörper werden. Ich war 14. Voller Enthusiasmus ging ich die ganze Sache an. Alle würden mich toll finden, die Jungs würden sich um mich reißen, meine Mutter wäre endlich glücklich und hätte das hübsche Kind, von dem sie immer redete. Es ging gut bis zum Abendessen. Wo nur hatte man die Lupe versteckt, mit der ich mein Essen auf dem Teller erkennen könnte? Doof, wenn man beim Abnehmen genau das Essen bekommt, das alle anderen auch vorgesetzt bekommen, nur in Miniaturausgabe. Es gab keinen Nachschlag, keinen Schrank, in dem die Mutter die Süßigkeiten versteckte, keinen Bäcker um die Ecke, bei dem mich niemand erwischt hätte. Ich litt. Massagen verursachten blaue Flecke, taten weh, einfach Bahnen zu schwimmen war langweilig und der Hunger ... Ein Glück gab es da etwas, was Spaß machte. Sie werden es nicht glauben, aber ich spielte mit alten Herren im Kurpark Riesenschach. Das war lustig und die hatten auch immer irgendein Bonbon für mich.

Ehrlich, ich habe abgenommen. Und danach mit der Brigitte-Diät. Und mit Weight Watchers. Und ... und ... und ... Wenn ich mir heute Fotos ansehe, verstehe ich eigentlich gar nicht, warum ich das alles mitgemacht habe. Ich war eben die Angelina Kirsch unter den Teenagern. Aber jede Diät hatte auch immer ein Ende und mit dem Ende ein paar Kilo mehr als zuvor. Und alles fing von vorne an. Bis ich dann eben bei dem Gewicht landete, das ich heute habe.

Verloren habe ich damals nicht nur den Kampf gegen die Kilos. Irgendwann mit 20 oder so glaubte ich selbst, dass ich einfach keine Willensstärke, kein Recht auf ein tolles Leben und einen tollen Mann hätte. Wer konnte schon jemanden lieben, der dick war und so undiszipliniert wie ich? Das Leben scheint nur noch aus Körper zu bestehen und dieser wird zum Maßstab für einfach alles.

Natürlich kamen damals auch viele Glaubenssätze hinzu, die ich in meiner Kindheit gelernt hatte. Denn jedes Mädchen träumt von etwas. Und diese Träume werden bestimmt von dem, was wir in der Kindheit sehen. Aber was genau sehen wir eigentlich?

Weibliche Vorbilder, wie sie im Buche stehen

Mein Leben begann mit den Gebrüdern Grimm. Wie wohl bei sehr vielen. Wunderschöne Prinzessinnen in glitzernden Roben. Natürlich schlank und grazil. Und meistens blond. Außer Schneewittchen. Die nicht. Dafür war die ja bekanntlich aber auch die Schönste im Land.

Ich war weder blond noch schlank. Weite Kleider sahen an mir nicht vorteilhaft aus und Glitzer machte alles nur noch schlimmer. Aber gut, man entwickelt sich ja. Hin zu … Barbie. Schon wieder so eine Blondine. Megaschlank, Wespentaille, lange Beine. Der Vergleich mit mir war grotesk. Ken konnte ich mir wohl abschminken, die tollen Freundinnen, die mich anhimmeln würden, dann wohl auch. Mein Drang, mit Barbiepuppen zu spielen, hielt sich in Grenzen.

Aber wo waren dann die Mädchen und Frauen, denen ich nacheifern konnte? Hanni und Nanni: nicht gut. Die waren zu zweit. Und dünn. Fünf Freunde: Alle waren mehr als fit und sportlich.

Mein Leben war ein Desaster. Alle waren schlank, niemand dick. Wo waren nur all die

Frauen, die durch Intelligenz, Witz, Originalität und innere Werte glänzten? Selbst die Antagonisten in Büchern waren schlank. Auch für die reichte es nicht. So eine böse Königin wäre eh nicht mein Fall gewesen, aber immerhin doch eine richtungsweisende Person. Fehlanzeige.

Die „Bravo" propagierte ebenfalls nur Dünne, die „Mädchen" kannte Diäten für Altersgenossinnen, die dann bestimmt tot umgefallen wären, wenn sie weitere fünf Kilo abgenommen hätten, und weit und breit schien es keine Dicken zu geben, die es zu irgendwas gebracht hätten.

Ehrlich, ich war schon immer ein Bücherwurm und habe alles gelesen, was mir in die Finger geriet. Aber von dicken Frauen, die erfolgreich waren oder den Traumprinzen bekommen hätten, fehlte jede Spur. Meine Hoffnung setzte ich immer in Filme wie „Schokolade zum Frühstück". Bis dann Renée Zellweger für die Rolle 15 Kilo zunehmen musste und immer noch dünn war. Klar spielte sie eine liebenswerte Dicke. Aber eigentlich lachte man doch mehr über sie, als dass man sie ernstnahm. Und sie war eben immer noch dünn.

Dicke in Filmen sind sowieso immer die Clowns. Sie sind die guten Kumpel, „best friends" von der Schönheit, damit die auch ja keine Konkurrenz hat, und sorgen für die meisten Lacher. Alternativ könnte man noch „Misery" nennen, da ist es anders. Nur dass dieses „anders" eben mehr einem wahnsinnigen Folterinstrument gleicht als einem Menschen.

Bud Spencer war erfolgreich, aber der war auch ein Mann. John Goodman – ebenfalls ein Mann. Männern scheint man das Dicksein irgendwie zu verzeihen. Aber Frauen …

Und dann gibt es ja noch die Sängerinnen. Wenn Protagonisten und Schauspieler nicht gingen, konnte man ja vielleicht hier einen VIP finden, der als Vorbild gelten könnte. Aber … Leere. Als Star muss man eben dünn sein. Eine Joy Fielding wollte man zwar hören, aber wohl eher nicht sehen. Nun gut, es mag auch einigermaßen dumm aussehen, wenn eine dicke Sängerin auf der Bühne wie ein wildgewordener Flummi durch die Gegend hüpft. Und nur ruhige Songs kann man ja auch nicht machen. Ganz davon ab, dass man ja noch in all die hippen Klamotten passen muss, die nur bis Größe 40 erhältlich sind.

Alle Positionen, die einem Teenager als erstrebenswert vorkommen, sind einfach von dünnen Menschen besetzt. Niemand, niemand, niemand, der dick ist, ist irgendwie positiv berühmt. Zumindest auf dem weiblichen Sektor.

Und dann die entsprechenden Interviews:

„Wie schaffen Sie es, immer so toll auszusehen?"

„Nun, ich esse kein Fleisch, keine Kohlenhydrate, trinke fünf Liter Wasser am Tag und trainiere mindestens zwei Stunden täglich."

Boah, was bin ich doch für eine Niete! Wie ein Hase an einer Mohrrübe knabbern und zum Nachtisch ein Salatblatt zu essen, geht einfach gar nicht. Zwei Stunden trainieren am Tag würde ich sicher auch gerne, wenn mir jemand die Zeit, den Raum und den Personal Trainer geben würde. Und fünf Liter Wasser am Tag … Haben diese Menschen ihr aufklappbares Klo in der Handtasche?

Sie nehmen für Rollen einfach so 20 Kilo zu, nehmen sie genauso schnell wieder ab, halten strengste Diät bis hin zum Verhungern und sind einfach diszipliniert wie fast niemand sonst. Dicke sind eben Luschen. Durch die Bank.

Aber warum spricht nicht mal jemand von erfolgreichen dicken Frauen? Sie werden einfach nicht bekannt. Als Dicke zieht man sehr schnell den Schluss, dass Dicke eben nichts können und deshalb nicht beachtet werden. Überlegt man aber mal objektiver, wird man feststellen, dass diese Gesellschaft Werte hat, die es einer Dicken unmöglich machen, den Olymp zu erklimmen. Wie sollten sie da auch hochkommen?

Gesellschaftliche Werte geben vor, dass man als Frau dünn zu sein hat. Ist man das nicht, fehlt einer der wichtigsten Bausteine des Erfolgs. Man sieht sich lieber Frauen an, bei denen nicht nur die Haare blond sind, sondern das Gehirn ebenfalls das ein oder andere Bleichmittel gerade so überlebt hat, als einer Dicken zu Ruhm zu verhelfen. Aber wahrscheinlich liegt es doch daran, dass wir Dicken eben nichts auf dem Kasten haben.

Automatisch muss man sich doch fragen, in was für einer Gesellschaft man denn da lebt, in der der äußere gephotoshoppte Schein mehr zählt als alle innere Schönheit und Intelligenz. Doch leider fragen sich das die meisten Dicken genauso wenig wie alle anderen auch.

Auch ich habe jahrzehntelang zwar im Kopf verstanden, dass Aussehen nicht alles ist, aber gelitten habe ich trotzdem. Denn entgegen der Meinung, dass Dicke ja so ein dickes Fell haben, dass ihnen alles um sie herum egal ist, ist das Leben schmerzhaft. Träume waren blockiert wegen des Gewichts, der Glaube, wertvoll zu sein, verloren.

Und was wird man, wenn man dick ist? Dreimal dürfen Sie raten!

Wenn nichts mehr geht, wird man Beamtin

Was passt besser zusammen als ein Beamtendasein und eine Dicke? Nix! Sie haben es erraten. Beiden sagt man nach, faul, langweilig und bewegungsunfähig zu sein. Also wurde ich eine.

Nicht, dass ich nicht andere Träume gehabt hätte. Ich war total musikalisch. Wie gerne wäre ich damals Sängerin geworden. Aber das Thema hatten wir ja schon. Wer will schon eine dicke Sängerin? Bei Sopranistinnen spricht man vielleicht noch von „Resonanzkörper" und Monserrat Caballé kann wohl kaum übertroffen werden. Aber Klassik?

Wie dem auch sei, ich versuchte es trotzdem. Mit einer sehr schönen Stimme ausgestattet und der entsprechenden Schulung war ich auch wirklich so weit gekommen, dass jeder begeistert war. Doch dann kamen die Auditions. In Clubs wurden immer wieder Sängerinnen gesucht. Leider passte mein Outfit da nicht so gut rein. Hotpants? Bauchfreies Glitzertop? Lieber nicht. Und man wollte ja auch eine sexy Sängerin. Lieber weniger Stimme als weniger Sex. Musical? Gott bewahre!

Beim Tanzen schwabbelt es vielleicht. Und die weibliche Hauptrolle ist – Sie ahnen es sicher – immer eine wunderschöne Frau. Stellen Sie sich doch mal die Belle in „Die Schöne und das Biest" mit dem Körper einer dicken Frau vor. Geht gar nicht. Oder vielleicht das „Phantom der Oper"? Die Leute würden sich fragen, wer nun das Phantom ist.

Ich habe es trotzdem geschafft. In den Booth von Starlight Express. Nein, nicht mit Rollschuhen, sondern in ein Kämmerlein, wo man mich nicht sah und ich im Background singen konnte. Sie dachten doch nicht wirklich …

Wenn Sie bisher noch meinten, dass Dicke doch einfach leben wie jeder andere, werde ich Ihnen nun das Gegenteil beweisen.

Als dicke Frau haben Sie alles andere als die freie Auswahl. Kosmetikerin? Im Leben nicht. Die Kundinnen wollen doch von Schönheit umgeben sein. Hinterher ist Fettleibigkeit noch ansteckend!

Ernährungsberaterin? Das Thema hatten wir schon. Bloß nichts, wo Sie anderen Tipps geben müssen, wie man sich richtig ernährt, denn das funktioniert ja offensichtlich nicht.

Schauspielerin? Auch dieses Thema hatten wir schon. Keine Chance.

Verkäuferin? Ja, bei Ulla Popken. Alles andere ... Sie können doch nicht ernsthaft erwarten, in einem Laden Klamotten zu verkaufen, in die Sie selbst noch nicht mal mit ihrem kleinen Zeh passen.

Lehrerin? Echt jetzt? Wollen Sie sich wirklich erneut diesen grausamen Kindern aussetzen, die Sie schon in ihrer Kindheit gemobbt haben?

Rechtsanwältin? Die Chance, wirklich ernst genommen zu werden, ist nicht so hoch. Im direkten Vergleich mit Kolleginnen und Kollegen verlieren Sie immer, denn Sie haben ja kein Durchsetzungsvermögen und sind faul und desinteressiert.

Empfangsdame im Fitnessstudio? Also wirklich, Sie kommen auf Ideen ...

Arzthelferin? Na, den Arzt möchte ich sehen, der Personal einstellt, bei dem jeder meint, dass er wohl nichts auf dem Kasten hat, wenn seine eigenen Angestellten derart ungesund leben.

Zahnarzthelferin? Sie nehmen definitiv zu viel Platz ein und behindern den Zahnarzt mit Ihrer Fülle.

Servicekraft? Selbst McDonalds wird Sie nicht nehmen, denn jeder hat Angst, dass alle denken, das eigene Essen hätte Sie zu dem gemacht, was Sie sind.

Kindergärtnerin? Wie können Sie meinen, dass Eltern ihre Sprösslinge einer Fressmaschine anvertrauen?

Ich könnte hier noch viele weitere Berufe aufzählen, die eine dicke Frau keinesfalls ergreifen sollte. Wenn Sie nicht das verkörpern, was der Arbeitgeber braucht, können Sie kompetenter sein als alle Mitbewerber – Sie werden den Job nicht bekommen. Wenn Sie nicht schon beim Einstellungstest durchfallen, weil man dort irgendwelche sportlichen Gemeinheiten eingebaut hat. Sie glauben ja gar nicht, was sich Arbeitgeber heute alles einfallen lassen.

Schön sind auch Jobs, bei denen Sie eine Uniform oder gar Arbeitskleidung tragen müssen. Ein Arbeitgeber, der für Sie erst noch passende Kleidung beim Schneider anfertigen lassen muss, wird sich das mehrfach überlegen.

Ich habe es in meinem Leben wirklich gewagt, in der Gästebetreuung eines Hotels zu arbeiten. Ein Spießrutenlauf. In Europa hätte man mich da sicher nicht genommen, aber in Ägypten mochte man meine Figur und wollte mich auch damit anstellen. Nur sah das Kostümchen an mir mehr als unpassend aus. Es ging noch nicht mal über meinen Hintern. Adrett, wie sie sind, trugen alle Gästebetreuerinnen einen engen Rock, der über den Knien endete, und dazu einen taillierten Blazer. Noch ein weißes, enges Blüschen … Fertig war das schnuckelige und nobel genug wirkende Outfit. Bis ich kam.

Nein, es gab keine Röcke in meiner Größe. Und nein, ein taillierter Blazer schmeichelt keinesfalls den Kurven. Enge weiße Blusen wären nun nicht so das Problem gewesen, da man die dann ja einfach etwas kleiner kaufen könnte, aber der Rest …? Ich wurde zum Schneider geschickt. Handarbeit ist in Ägypten finanzierbar. In Deutschland hätte man mich unter den Voraussetzungen erst gar nicht eingestellt. Nach großen Diskussionen durfte ich eine Hose mit weiter Bluse in den entsprechenden Farben tragen. Da man gläubige Moslemas gewohnt ist, wahrscheinlich ein weniger großes Thema. Trotzdem war ich unter all den schicken, aufgestylten Röckchen auffällig wie ein bunter Hund.

Sie merken, ein einheitlicher Dress bei der Arbeit ist etwas, was bei Dicken sofort dazu führt, sich auf diese Stelle erst gar nicht zu bewerben. Als ich nach meiner Rückkehr nach Deutschland zur Überbrückung bereit war, jeden erdenklichen Job anzunehmen, fragte ich bei Ketten erst gar nicht nach freien Stellen, sondern erkundigte mich unter einem Vorwand erst einmal, ob die nette Arbeitskleidung überhaupt in 4XL verfügbar wäre. Wenn man mich entgeistert ansah, wusste ich: Bewerben sinnlos.

Jetzt können Sie natürlich sagen, dass das doch dann ein Grund wäre, endlich mit dem Abnehmen zu beginnen. Vielleicht haben Sie recht. Ich vertrete aber eher die These, dass das Aussehen keine derartig übergeordnete Rolle einnehmen sollte. Es gilt eben nicht, sich falschen Werten anzupassen, sondern die Werte zu korrigieren. Und ganz ehrlich? Jede Frau verabscheut doch die perfekt gestylten und schlanken Mitarbeiter, die ihr ihre eigenen „Makel" unter die Nase reiben. Vielleicht ist der eigentliche Grund ja in einer immer noch von Männern dominierten Welt rein sexistisch. Und nun sagen Sie nicht gleich, dass ich das nur schreibe, weil ich selbst es mir ja schönreden will.

Wie Sie sehen, kenne ich alle Einwände. Ich habe sie alle schon einmal gehört oder gelesen, bin mit allen mindestens einmal konfrontiert worden. Meistens aber eher mehrere hundert Male.

Und Sie können auch glauben, dass der Leidensdruck einer Dicken einigermaßen hoch ist, sodass es mit Sicherheit nicht daran liegt, dass man nicht oft genug mit dem eigenen Übergewicht konfrontiert wird. Denn die Gesellschaft ist da wirklich erbarmungslos.

Die Krux mit den selbstverständlichen Dingen

Sie meinen, wir Dicken wären blind und würden das alles nicht sehen? Falsch gedacht. Wir nehmen schon wahr, wenn wir angestarrt werden. Und wir nehmen auch wahr, wenn man tuschelt oder lacht. Aber mal ganz ehrlich, für irgendwas muss das viele Fett ja gut sein, warum also nicht als Schutzwall, an dem das alles abprallt? Denn irgendwie ist es so, dass wir tun können, was wir wollen, es ist sowieso falsch.

Fangen wir mal mit unserer Kleidung an. Eigentlich können wir uns gar nicht so anziehen, dass es den Menschen gefällt. Ziehen wir weite Klamotten an, sehen wir aus wie rollende Tonnen, ziehen wir enge Sachen an, sehen wir aus wie eine Presswurst. Weite Kleidung führt zu Bemerkungen wie: „Mit dem Gewicht kriegt man wahrscheinlich auch nichts anderes mehr außer Zelte!" Enge Kleidung dazu, dass die Leute sagen: „Da mussten sie die aber auch reinschießen! In der Größe gibt's wahrscheinlich nichts mehr!" Ziehen Sie einen Tankini an, hören Sie solche Sachen wie: „Hoffentlich rutscht da nix raus!" Wählen Sie einen Badeanzug, können sich die meisten ihre mitleidigen Blicke nicht verkneifen. Haben Sie ein weites T-Shirt an, lästern die Leute, dass Sie dadurch Ihr Fett auch nicht verbergen können, versuchen Sie es mit modisch, hilft das angeblich auch nicht, und tragen Sie eng, platzt gleich alles. Wie Sie es auch drehen und wenden, es wird gelästert.

Aber damit nicht genug. Die Hölle beginnt, wenn Sie essen. Und es wagen, das auch noch in der Öffentlichkeit zu tun. Haben Sie eine grobe Vorstellung davon, wie viel Prozent der Menschen in einem Restaurant ganz genau wissen, was sich eine Dicke zu essen bestellt hat? Nein? Ich kann Ihnen garantieren, dass zumindest 90 Prozent der umliegenden Tische einen interessierten Blick auf den Kellner werfen, der das Essen serviert, und dabei ganz gespannt sind, was Sie sich denn bestellt haben. Aber auch hier können Sie eigentlich nur alles falsch machen. Sie bestellen sich einen Salatteller? Prima, dann wird man „erleichtert" aufatmen und sagen, dass das aber auch nötig war, endlich mit dem Abnehmen zu beginnen. Pasta? Geht gar nicht. Pizza? Auch nicht. Ein griechisches Restaurant, in dem Sie Fleisch, Fleisch und noch mal Fleisch essen? Das angeekelte Lächeln der anderen Gäste ist Ihnen sicher.

Übertroffen wird aber alles von einem Besuch bei McDonalds oder Burger King. Hier starren wirklich alle Sie an. „Big Mäc für Big Fettie" kann da noch eines der netteren Dinge sein, die Sie zu hören bekommen. Manche Leute lächeln auch nur mitleidig. Aber die Gedanken können Sie schon fast hören. Am besten hieven Sie Ihren Körper dann noch auf einen der dortigen Barhocker, damit es besonders witzig wird.

Und dann gibt es noch Cafés, Eisdielen und Co. Ganz schlecht für Menschen, die dick sind. Sollten Sie es wirklich wagen, ein Stück Torte oder einen Eisbecher zu essen, haben Sie verloren. Von Genuss keine Spur mehr. Alternativ können Sie sich vielleicht Oropax in die Ohren stecken und eine Schlafmaske aufsetzen, um den Lästereien zu entgehen.

Die Menschen scheinen zu ignorieren, dass auch Dicke verhungern können und sich ernähren müssen. So manches Mal ist man versucht, an einen wenig dezent lästernden Tisch zu treten und zu fragen, ob inzwischen ein Heilmittel für Blödheit erfunden wurde.

Doch das ist nicht die einzige Herausforderung. Denn die Welt ist nicht für Dicke gemacht. Das

Eis oder das Stück Torte wird sehr schnell zur Tortur, wenn man versucht, sich zu setzen. Denn diese wundervoll kleinen und niedlichen Stühle, die die meisten Cafés draußen stehen haben, besitzen lästige Armlehnen, die verhindern sollen, dass Menschen mit einer Kleidergröße jenseits der 44 sich darin überhaupt niederlassen können.

Sie versuchen also, irgendwie elegant zuerst Ihre rechte Körperhälfte durch das Gestänge zu quetschen, bevor Sie die linke nachholen. Und sitzen dann eingepfercht so, dass es einfach nur noch wehtut. Und wenn Sie sich dann erheben möchten, erhebt sich mit Ihnen gleich der ganze Stuhl. Cafébesitzer sind eben sehr praktisch denkende Menschen, die verhindern wollen, dass Dicke durch ihre Torten oder Eisbecher weiter an Gewicht zulegen.

Und dann kommen diverse andere Einrichtungsgegenstände, die für jede Menge Lacher, Lächler, aber auch Beschwerden sorgen. Haben Sie mal versucht, im Flugzeug zu sitzen und mit Ihrem Körperumfang nicht den Nachbarn zu treffen? Nun, gerade dicke Frauen, die über ein gebärfreudiges Becken verfügen, wissen, was ich meine. Sie quetschen sich auf Ihren Fensterplatz, klappen die Armlehne hoch, damit Ihre Hüfte Platz hat, bis Ihr Sitznachbar kommt und diese zum Start hinunterklappt, dabei aber feststellen muss, dass das vermaledeite Ding einfach nicht unten bleiben will. Ihre Hüfte ist im Weg. Dann kommt die nette Flugbegleiterin und möchte auf das vor Ihnen befindliche Klapptischchen Ihr Getränk stellen, dem Tisch steht aber Ihr Bauch im Weg und so müssen Sie den erst einziehen, damit es unten bleibt. Was wiederum dazu führt, dass Sie nicht trinken können. Was dann zur Folge hat, dass Sie erst gar nichts trinken wollen. Ein Glück gibt es Verlängerungsgurte in Flugzeugen. Anhand derer ich übrigens eine Zeit lang den Erfolg meiner diversen Diäten festgemacht habe.

Eine unschöne Erfahrung ist auch eine Kirmes oder ein Freizeitpark. Denn hier sind die Sitze ebenfalls eng. Haben Sie dann noch einen Haltebügel für eine komplette Sitzreihe und eine schmächtige Person neben sich, müssen Sie um deren Leben fürchten, denn der Haltebügel passt sich Ihrem Körperumfang und nicht dem ihren an. Andere Fahrgeschäfte wiederum fallen chronisch sowieso weg, denn dort wissen Sie auf den ersten Blick, dass Sie entweder nicht in den Sitz passen werden oder den Druck nicht überleben können.

Bestimmte Restaurants, Cafés und öffentliche Orte meiden Dicke einfach, weil sie gelernt haben, dass sie sich dort einfach nur beim Hinsetzen lächerlich machen können. Dass selbst Ärzte inzwischen diese megamodernen und winzigen Sessel in ihren Wartezimmer aufstellen, ist mir suspekt. Und warum ein Zahnarzt nicht eine einigermaßen bequeme Liege kaufen kann, ebenso.

Kleinwagen sind im Übrigen auch so eine Sache, denn dass wir mehr Bauch haben, heißt nicht, dass unsere Beinlänge ebenso XXL ist. Wenn man dann aber lieber mit Bus und Bahn fährt, steht man vor einer ähnlichen Situation wie in Flugzeugen: Man quetscht sich an den äußersten Rand des Sitzes, um ja nichts vom Platz des Sitznachbarn einzunehmen. Ach egal, am besten bleibt man einfach gleich stehen.

Wo Sie sich auch drehen und wenden, als Dicke haben Sie es einfach schwer. Waren Sie zum Beispiel mal an einem Samstag in einem Shoppingcenter und wollten den Fahrstuhl zum Parkhaus nehmen? Ist der bereits gut gefüllt, werden Sie tödliche Blicke ernten, weil Sie einfach zu viel Platz wegnehmen. Und wenn Sie dann im Parkhaus sind und durch parkende Autos wollen, wählen Sie am besten den kilometerlangen Umweg über die Fahrbahn, als sich zwischen parkenden Autos hindurch zu quetschen. Und haben Sie dann noch das Glück gehabt, dass sich der

Fahrer des Autos links neben Ihrem ein wenig zu weit an Ihres herangestellt hat, werden Sie zur Lachnummer des Parkhauses, wenn Sie versuchen, sich durch den schmalen Schlitz zu pressen, der Ihnen bleibt, um in ihr Auto zu gelangen.

Gut, sagen Sie jetzt, das kann auch dünnen Menschen passieren. Aber die schaffen es meistens noch irgendwie. Eine dicke Frau, die sich über den Beifahrersitz und den Schaltknüppel eines Kleinwagens schiebt, um auf den Fahrersitz zu gelangen, ist jedoch fast schon preisverdächtig. Comedypreis wohlgemerkt.

Enge öffentliche Toiletten, schmale Gänge, öffentliche Verkehrsmittel, knackende Bänke und unsichere Plastikstühle sind schon ein Spießrutenlauf, aber nichts im Vergleich zu einer ganz besonderen Herausforderung.

Kleider machen Leute

Auch wenn man es Dicken nachsagt, so stimmt es doch nur bedingt, dass wir unter Geschmacksverirrung leiden.

Kleidung ist generell eine Frage des Preises. Natürlich können Sie als dünner Mensch auch Chanel oder C&A anziehen, genauso wie Dicke Marina Rinaldi oder Takko. Allerdings haben Sie die Wahl zwischen unzähligen verschiedenen Shops, die alle Ihre Größe führen und zudem in einem solchen Konkurrenzkampf stehen, dass Sie die tollsten Sachen schon für 'nen Appel und 'n Ei bekommen. Wir Dicke sind da anders. Punkt 1: Man schert uns alle über einen Kamm und geht automatisch davon aus, dass unsere Fettpölsterchen alle an den gleichen Stellen sitzen. Dicke Frauen tragen demnach alle oben herum DD und haben normal breite Hüften. Aber nun kommt's: Es gibt tatsächlich Frauen, die oben nur ein C stehen haben und dafür Hüften, die auf Fünflinge ausgelegt sind.

Nehmen wir also einmal an, Sie wären eine Frau mit einer BH-Größe von 100 D, bräuchten bei Oberteilen eine Kleidergröße 52, dafür wären Ihre Hüften aber ausladend und dort müssten Sie eine Gr. 54 tragen. Nun brauchen Sie eine nette Bluse für eine Feier. Sie fahren in ein riesiges Shoppingcenter. Und laufen. Und laufen. ... Und laufen weiter. Nun ja, irgendwann nehmen Sie den Lageplan und gucken lieber dort.

Während Sie mit Ihrer Freundin, Kleidergröße 40, mal eben in den tollsten Läden für 100 Euro sechs Teile, topmodern, coole Farben und das auch noch aus einer Auswahl kaufen, die fast beängstigend ist, finden Sie eins nicht: einen Laden, der Größe 54 führt. Mehr als 200 Läden im Shoppingcenter und Sie finden auf dem Lageplan genau vier, die Ihre Größe führen. Sie fangen also an einem Ende an, starten mit der günstigsten Kette und stellen fest, dass alle Oberteile dort obenherum viel zu weit sind, dafür aber um die Hüften spannen. Und chic sieht anders aus. Sie gehen zum anderen Ende zu Geschäft Nummer zwei. Hier gefallen Ihnen die Sachen schon besser, aber irgendwie zucken Sie bei den Preisen. Ein einfache Bluse für 89 Euro? Nun ja, lieber suchen Sie noch ein wenig weiter. Laden Nummer drei ist ein absoluter Reinfall. Alles Billigware, die schon beim Anblick der Waschmaschine auseinanderfällt. Bleibt noch Laden Nummer vier. Immerhin finden Sie eine akzeptable Bluse für nur 69 Euro. Nun ja, man schraubt ja seine

Ansprüche herunter. Sie sind mies gelaunt, Ihre Freundin freut sich über die Schnäppchen.

Nicht genug, dass Sie sich mit etwas begnügen mussten, das dafür aber zumindest teuer war. Nun brauchen Sie Unterwäsche. Wen erstaunt es noch, dass ein BH in 100 D nur in weiß erhältlich ist und entfernt an die „Dessous" Ihrer Uroma erinnert? Slips in Größe 54? Gerne. Sie können das Ding bis unter die Brust ziehen und es ist schön praktisch in weißer Baumwolle gehalten. Kann man immerhin kochen.

Hatten Sie bisher noch die Hoffnung, Ihren inneren Kritiker von einem One-Night-Stand überzeugen zu können, gehen Sie nun im Kopf Ihre Möglichkeiten durch, die sexuelle Spannung so lange aufrechterhalten zu können, bis Sie Ihre Unterwäsche mal eben schnell im Bad unsichtbar gemacht haben. Oder Sie fesseln Ihrem Partner einfach die Hände und verbinden seine Augen, deklarieren das alles als reizvolles Spiel und sorgen so dafür, dass er Ihre Unterwäsche weder sieht noch fühlt. Bis Sie dieses Szenario entworfen haben, hat sich jede Lust auf irgendwelche sexuellen Abenteuer erledigt und sie beschließen, noch am selben Abend ins Kloster zu gehen.

Noch spannender wird es, wenn Sie zu einer Hochzeit eingeladen sind. Oder irgendwo, wo Sie

Abendkleidung benötigen. Zelte aus Chiffon sind ebenso selten wie figurschmeichelnde Abendanzüge. Ihnen bleibt nur ein Brautmodengeschäft mit Übergrößen, wo man Ihnen Modelle für 600 Euro andrehen will, die vom Schnitt her Omma Lisbeth passen oder einfach eine Kopie einer kleinen Größe sind, nur in groß. Sie quetschen sich in Korsagen, die Sie aussehen lassen wie ein Nilpferd, das Blähungen hat. Schön ist anders und Sie überlegen sich, ob der Gastgeber der Veranstaltung Ihr Erscheinen so nicht vielleicht eher als Beleidigung denn als Freude auffasst. Nun ja, Ihnen bleibt ja noch der Schneider für knappe 800 Euro.

Und dann die Schuhe. Nein, die Füße dicker Frauen sind nicht unendlich viel dicker. Und meistens passen wir auch in normales Schuhwerk. Doch dann, oh Graus, kommt der böse Winter. Und die für Streichholzbeinchen gemachten Stiefel. Dann eben keine Stiefel. Doch alles, was die Wade nur ansatzweise berührt, ist einfach zu klein.

Ich hatte wirklich eine Zeit lang auf den netten Guido Maria Kretschmer mit seinem Frauenverständnis gesetzt. Und – hurra – er brachte tatsächlich eine eigene Linie für Plus Size heraus. Aber ganz ehrlich, sein Frauenversteher-Gen scheint sich wirklich nur auf Dünne zu beziehen. Oder er leidet an Geschmacksverirrung.

Dicke Frauen gehen nicht gerne shoppen. Nein, falsch. Sie lieben das Shoppen. Aber nicht für sich selber. Was auch immer wir tun, wir werden unser Geld nicht los. Oder wir müssen uns einfach mit dem zufriedengeben, was uns passt. Und das ist wenig. Leolook mögen Sie nicht? Pech gehabt. Wenn's doch einigermaßen passt …

Es ist wenig verwunderlich, dass sich viele Dicke in irgendein Teil quetschen, das ihnen nicht passt. Irgendwann ist eben nur noch eins wichtig: dass man nicht nackt durch die Gegend läuft.

Ach ja, wenn Sie ein Mann sind und das hier lesen: Bitte, bitte, bitte urteilen Sie nicht über uns Dicke, wenn Sie uns näherkommen. Wir leiden nicht an Geschmacksverirrung, wissen sehr wohl, was sexy ist, und würden uns auch gerne für Sie aufhübschen, aber es gab eben nur die Bomberunterhose …

Geliebte Medien

Es ist eigentlich so, dass wir dicken Frauen den gesamten Tag von Dünnen verfolgt werden. Was nicht ganz so schlimm wäre, wenn nicht ein Großteil der Bevölkerung immer mehr glauben daran würde, dass der Körper alles ist und der Rest von uns keine Rolle spielt.

Vorgemacht wird uns das seit vielen Jahrzehnten nun von den Medien, die immer dünner werdende Models, Schauspielerinnen, Moderatorinnen und Sänger pushen. Sie kaufen eine Zeitschrift, in der es um Beauty und Mode geht? Nun, es ist mindestens eine Diät drin und Mode für die dicke Frau werden Sie vergeblich suchen. Nicht zu vergessen, dass die passenden Fotos zur Diät mit einem Hungerhaken aufgenommen wurden, bei dem Sie sich fragen, ob nach weiteren drei Kilo weniger überhaupt noch genug Haut zum Überleben vorhanden ist.

Die verschiedensten Casting-Formate – die man nicht unbedingt für erstrebenswert halten muss – kommen für Dicke erst gar nicht infrage. DSDS mit einer Dicken? Ja, hat es mal gegeben. Die kam sogar ziemlich weit, dafür musste Sie aber auch in den Shows Kleidung ertragen, die sie zur Lachnummer werden ließen. Oder man hat vielleicht mehr Glück wie eine Kandidatin, die im hautengen Pailettenminikleid zu zweifelhaftem Ruhm gelangte, weil sich die Welt über sich kaputtlachte. Junge, schlanke Körper, die sich im Auslandsrecall am Pool räkeln ... Und schon ist der Traum zerplatzt.

Castingformate für Plus Size Models hatten bisher wenig Erfolg. Es scheint, dass die Welt das einfach nicht sehen will. Zwei Staffeln und schon ist die Show wieder abgesetzt.

Schauspieler sind nur dann als Dicke gefragt, wenn sie Männer sind. Da können sie es aber dann auch weit bringen. Und selbst bei der Werbung sind immer alle schlank und schön. Dove sorgte mit Frauen, die der „normalen" Frau deutlich näher kommen, bei der Werbung für Furore. Andere Firmen, die es versuchten, mussten die Kampagnen schnell einstellen. Unfähig ist die Welt, um mit Dicksein und Hässlichkeit umzugehen.

Die Medienlandschaft existiert nur aus dünnen Frauen. Kameras machen eben dick und so sind hervortretende Knochen scheinbar ein Muss.

Eigentlich könnte uns Dicken das alles egal sein, würde es uns nicht von Kindesbeinen an prägen. Keiner kann von sich behaupten, sich wirklich dem wirkungsvollen Arbeiten der Marketingagenturen entziehen zu können. Und der Mensch ist ein Herdentier. So kommt es, dass dicke Frauen konstant mit ihrem Makel konfrontiert werden.

Medien prägen die Werte einer Gesellschaft entscheidend. Wer die Entwicklung genau beobachtet, wird feststellen, dass es kaum noch auf Inhalt ankommt. Da werden bis zur Unkenntlichkeit gesichtsoperierte Frauen in den Himmel gehoben, denen jegliche Mimik abgeht, weil Botox alle Nerven betäubt hat. Frauen lassen sich Rippen entfernen, ihren Busen auf Körbchengröße K vergrößern und zehn Mal die Gesichtsknochen brechen, weil eine schlanke Figur schon gar nicht mehr ausreicht. Der ganze Körper scheint weniger zu wiegen als der Busen, aber die Menschen finden es toll und die Medien berichten mindestens einmal wöchentlich. Was lernen Sie also schon von frühester Jugend an? Sei äußerlich perfekt, im Notfall, indem du einen Chirurgen bezahlst. Was innen ist, interessiert keinen.

Die Menschen wollen Perfektion im Außen. Sie wollen nicht an ihre eigene Unperfektheit erinnert werden. Wahrscheinlich die unbewusste Fortsetzung der Märchen, die sie in ihrer Kindheit gehört haben. Eine Dicke würde da nur stören.

Leider sind es nicht nur „die anderen", die für diesen Hype um äußere Schönheit sorgen und es Dicken so schwer machen. Es sind auch die Dicken selbst, bei denen das ständige Wiederholen der entsprechenden Werte irgendwann Früchte getragen hat und die sich nun an diesen künstlichen Schönheiten messen. Oder glauben Sie wirklich, dass diese Frauen in Zeitschriften und im Fernsehen im wirklichen Leben so aussehen? Die meisten würden Sie ungeschminkt wahrscheinlich nicht mal erkennen und ein Fotoshooting ohne anschließende Bearbeitung dürfte auch zu einer Seltenheit gehören. Trotzdem *wollen* wir aus irgendwelchen unerfindlichen Gründen nicht mit der Realität konfrontiert werden, sondern ziehen es vor, belogen zu werden und weiterhin an den schönen Schein glauben zu können. Ein Drama, das Ottonormalverbraucher-Frau schon zu schaffen macht. Wie muss es erst auf eine dicke wirken?

Versuche der Medien, mehr auf die „normale" Frau von heute einzugehen, scheitern scheinbar jedes Mal kläglich. Konsumenten haben eben nicht vor, sich mit etwas anderem als der perfekten Frau zu konfrontieren. Ein leicht masochistischer Zug, könnte man meinen. Und das ist es tatsächlich. Aber zumindest hält es ganze Wirtschaftszweige am Leben. Denn da gibt es die, die gar kein Interesse daran haben, dass Dicke aussterben.

Die Wirtschaft der Dicken

Ja, was wäre die Wirtschaft ohne uns Dicke? Alleine die Pharmaindustrie müsste ganze Abteilungen, ja, Zweige schließen, wenn alle dünn wären. All die Pülverchen, Abnehmshakes und windigen Tabletten, die man einwerfen soll, um urplötzlich über Nacht zu verdünnen, wären überflüssig. Und was sollten all die Clowns machen, die sich jeden Tag einen neuen Schabernack ausdenken, um die Hoffnung eines jeden Dicken zu enttäuschen, dass es ohne Disziplin und Ernährungsumstellung nun doch geht?

Dann die wundervollen Menschen, die lange forschen, um Medikamente herzustellen, die die Fettaufnahme des Körpers zu stoppen. Hoch sollen sie leben, denn sie unterstützen gleichzeitig den Verkauf von Windeln in Übergröße. Sie verstehen nicht warum? Sehr einfach: Wenn die Fettaufnahme medikamentös gestoppt wird und sie etwas mit Fett essen, muss das Fett ja irgendwie wieder raus. Und das tut es und lacht dabei über den Schließmuskel, der ansonsten nur bei einer Magen-Darm-Infektion derart überflüssig ist.

Wie viele Firmen plötzlich pleite wären, wenn es keine Dicken mehr gäbe, kann man sich wahrscheinlich gar nicht wirklich vorstellen.

Doch dann kommen noch die Frauenzeitschriften und Verlage, die wahrscheinlich selten einen derartigen Dauerbrenner im Verkauf gefunden haben wie Diäten. Lachende schöne Frauen sind hier zu sehen, die es „geschafft" haben. Nun gut, sie mussten dafür Kohlsuppe essen, bis die Ohren nicht mehr ausreichten, aus denen sie ihnen wieder rauskam, aber was tut man nicht alles fürs Schlanksein? Autoren, die die ultimative Lösung versprechen, schreiben Jahr für Jahr ihre Bücher. Und während das Gewicht der Abnehmwilligen nur kurzzeitig abnimmt, nimmt das Bankkonto derer, die da so kreativ waren, stetig zu.

Wir wollen nicht all diejenigen vergessen, die Mode für Dicke herstellen und horrende Preise mit höherem Stoffverbrauch rechtfertigen. Oder Krankenhäuser, die Magenband-OPs anbieten. Oder, oder, oder … Man stelle sich auch all die Ernährungsberater, Personal Trainer und Coaches vor, die plötzlich einpacken könnten.

Das Interesse an Dicken ist groß. Sie sind eine beliebte Zielgruppe, denn die Gesellschaft redet ihnen ein, dass sie komplett falsch sind und der Leidensdruck ist riesig. Leider ist es dann so, dass es für Dicke nicht leicht ist, wenn sie sich endlich entschließen, etwas zu unternehmen. Denn nur zu gerne probiert man schmerzlich diverse vielversprechende Angebote aus, bevor man endlich zu der Erkenntnis kommt, dass alles nichts hilft … außer harte Arbeit und Disziplin.

Die Peinlichkeit des Abnehmens

Ja, Abnehmen ist peinlich. Warum? Sie ernten jede Menge mitleidiger Blicke, machen sich zum Affen und werden arm.

Zuerst erkennen Sie, dass Sie sich anders ernähren müssen. Das kostet Geld. Dann erkennen Sie, dass Sie Sport brauchen. Das kostet Geld. Und dann brauchen Sie ständig neue Klamotten. Das kostet auch Geld.

Nun sagen Sie bestimmt: „Weniger essen kann doch kein Geld kosten und Sport kann man auch umsonst machen!" Aber Sie sind wahrscheinlich nicht dick. Spaghetti sind günstiger als Obst und Gemüse. Und Abnehmshakes kosten jede Menge Geld. Und natürlich können Sie jeden Tag eine Stunde stramm laufen, aber ohne Trainer, der Ihnen die richtigen und für Dicke auch ausführbaren Übungen zeigt, geht am Anfang nur wenig. Außerdem zwingt Sie ein teures Fitnessstudio eher, das Programm auch über ein bis zwei Jahre durchzuziehen, als fremde Menschen, die Ihnen im Wald begegnen und Sie ohne jegliches Verständnis ansehen, weil Sie keuchen und schwitzen.

Fitnessstudios allerdings sind auch nicht besonders angenehm. Eigentlich muss man sich fragen, warum all die topfitten Menschen sich da noch derartig abmühen, wo sie doch eh schon mega aussehen. Kurse jeglicher Art können Sie sich in den ersten Monaten eh abschminken. Einfach zu peinlich. Sie stehen da zwischen all den Fitnessjunkies, die locker eine Stunde Spinningbike machen, während Sie nach fünf Minuten mit hochrotem Kopf so tun, als müssten Sie mal ganz dringend aufs Klo.

Alleine 30 Minuten Radfahren zum „Aufwärmen" kommen Ihnen am Anfang wie die reine Folter vor. Immerhin müssen Sie enorm viel mehr Masse bewegen als all die anderen.

Nun sollte man meinen, dass doch all diese Menschen dort Bewunderung dafür aufbringen, dass Sie sich endlich dazu entschlossen haben, Ihren Körper fit und schlank zu machen. Doch weit gefehlt: Sie werden schräg angeguckt, belächelt und sogar angeekelt angesehen. Wenn man schlank ist, will man scheinbar nicht mit Dicken konfrontiert werden. Und nur wenige Fitnesstrainer sind in der Lage, ihren Unmut zu verbergen, dass sie sich um einen Dicken kümmern müssen, der nun gar nicht gelenkig ist und irgendwie kaum eine Übung spontan hinbekommt. Immerhin stehen diverse Speckröllchen und -rollen dem erst einmal im Weg.

Fitnessstudios sind für Dicke die ultimative Herausforderung und ein schwer zu bewältigender Test, ob der Wille zum Abnehmen auch wirklich groß genug ist. Ein Glück hat der liebe Gott die Damenstudios erfunden, wo nur die hingehen, die der Meinung sind, dass ihr Körper (noch) nicht den kritischen Blicken der Männer mit Sixpack standhalten kann.

Auch der Kleiderkauf kann zur Peinlichkeit werden. Natürlich können Sie in einen Laden für „Plus Size Mode" gehen. Aber auch da läuft es immer gleich ab: Sie gehen in zu großen Klamotten rein, eine Verkäuferin stürmt auf sie zu und möchte Sie unbedingt beraten. Sie erklären entschuldigend, dass ihre Hose normalerweise nicht so hängt, weil sie diese schon etwas skeptisch betrachtet. Ein fragender Blick veranlasst Sie dazu, ihr zu erklären, dass Sie ja 10 Kilo abgenommen hätten und deshalb mal eine passende Hose benötigten. Wohlwollend betrachtet die Dame Sie und erwähnt dann, dass Sie aber schon wirklich gut aussähen. Sie gibt Ihnen eine Größe, die definitiv zu klein ist, Sie sagen, dass Sie doch noch etwas größer brauchen. Die Verkäuferin sagt dann, dass Sie das aber gut versteckt hätten und Sie bestimmt in die kleinere Größe passen würden, wo Sie doch so dünn geworden seien. Um nicht zu widerspenstig zu wirken und weil ja nun auch die Hoffnung, wirklich bereits so schlank zu sein, eine Rolle spielt, quetschen Sie sich also in die zu kleine Hose, während die Verkäuferin schon erwartungsvoll ruft: „Und? Passt sie?" Sie verneinen, aber warum sollte man Ihnen glauben? Die inzwischen sehr unsympathisch auf Sie wirkende Dame möchte gerne nachsehen und während sie den Vorhang zur Kabine öffnet und ihren Hintern ausführlich betrachtet, bemerken Sie die interessierten Blicke von diversen Kunden und deren Freundinnen, die Sie alle belächeln, weil Sie anscheinend zu den Dicken gehören, die sich immer noch vormachen, dass sie dünner sind, als es wirklich der Fall ist.

Am Ende geben Sie auf und verlassen ohne Hose das Geschäft, um sich weitere Peinlichkeiten zu ersparen, oder Sie ziehen das knallhart durch und probieren nun doch endlich die Größe an, die Sie eigentlich von Anfang an wollten.

Viel lustiger ist es aber in Restaurants, wenn Sie sich gerade „auf Diät" befinden. Mineralwasser, während alle einen Wein trinken. Dazu einen

Salatteller, weil Sie sich Pizza, Pasta und Co. kneifen können. Besonders lustig ist es, wenn Sie mit dem doppelten W abnehmen und erst einmal die App auf Ihrem Handy öffnen müssen, um nachzusehen, ob sich diverse Zusatzpunkte angesammelt haben und wie viele Punkte Sie für welches Gericht einkalkulieren müssen. Wenn Sie dann noch gerne eine spezielle Salatsoße hätten oder anstelle der Pommes eine Gemüsebeilage, werden Sie definitiv interessant für alle anderen Restaurantbesucher in Ihrer Umgebung.

Während Veganer, Vegetarier, Low Carb-Fans und Keto-Menschen respektiert werden, ernten Sie nur ein mildes Lächeln. Und um sich das zu ersparen, machen Sie doch lieber eine Ausnahme bei Ihrer strikten Diät und essen einfach. Der Anfang vom Ende …

Und wer ist schuld?

Ich will gar nicht leugnen, dass niemand etwas für diese unangenehmen Situationen kann außer dem, der es so weit hat kommen lassen. Und ich denke schon, dass der Druck, der zusätzlich durch diese Begebenheiten aufgebaut wird, durchaus heilsam sein kann. Aber er kann eben auch das genaue Gegenteil bewirken, nämlich dass man aufgibt.

Nachdem ich Ihnen nun so derartig ausführlich das Leben eines Dicken nähergebracht habe, sollen Sie nicht meinen, dass ich der bösen Welt dort draußen die Schuld gebe. Unser System krankt an vielen Dingen, unsere Werte sind alles andere als gesund und unsere Maßstäbe, nach denen wir Menschen beurteilen, sind absolut krank. Das ist sicherlich eine Seite der Medaille. Die andere ist das Leben eines Dicken, sein Umgang mit sich selbst und mit seinen Problemen und die Prägungen und Verhaltensweisen, die er erlernt hat.

Es ist mir sehr wichtig, keine Anklageschrift zu verfassen, sondern ein lösungsorientiertes Buch. Deshalb fange ich vielleicht mit der Umwelt eines Dicken an, werde aber noch viel ausführlicher auf das Innenleben eingehen, das von viel wesentlicherer Bedeutung ist. Aber fangen wir mit dem Außen an:

Der Hype um Äußerlichkeiten
Ich möchte Ihnen jetzt den gesamten Weg der Menschheit hin zu Maßstäben ersparen, die innere Werte weitestgehend ignorieren. Fakt ist, dass es in unserer Gesellschaft ein Wertesystem gibt, das es Dicken unmöglich macht, ungehindert Zugang zu allen Lebensbereichen zu erlangen.

Erinnern Sie sich, dass Ihre Eltern immer gesagt haben: „Was sollen die Leute denken?" Und dass Sie sich immer gefragt haben, was Sie die anderen Menschen interessieren sollen? Doch eins zeigt dieser alte Satz: Die Menschen hatten vor 50 bis 100 Jahren noch ein sehr viel angenehmeres Wertesystem als heute. Nicht, dass Frauen sich nicht schon immer geschminkt und reizvoll angezogen hätten. Nicht, dass Schönheit es nicht schon immer einfacher gehabt hätte. Aber es war doch möglich, mit weniger Schönheit und offensichtlichen „Makeln" durchs Leben zu gehen. Doch gerade mit der Ausweitung des Internets und den Sozialen Medien ist ein Phänomen aufgetreten, das es so bisher noch nicht gab: Die perfekte Frau ist klar definiert und wird schon kleinen Mädchen als einzig erstrebenswertes Ziel eingebläut.

Das geht so weit, dass zehnjährige Kinder magersüchtig werden und sich als „zu dick" ansehen. Keiner sagt ihnen, dass Photoshop ein wesentlicher Bestandteil von Fotos ist und ihre youTube-Stars für ihren natürlichen Look dreimal geschminkt wurden und sechs Stunden ihrer Lebenszeit geopfert haben.

Damit aber nicht genug: Im Wettlauf um immer mehr materielle Errungenschaften blieb und bleibt Liebe, Nächstenliebe, Fürsorge und Akzeptanz auf der Strecke. Individualität ist nur in dem Rahmen gefragt, wie sie in die gesellschaftlichen Normen passt. Nur wenige gehen an Andersartigkeit nicht zugrunde. Dann aber werden sie gefeiert.

Immer höhere materielle Ansprüche, gepaart mit einer immer weiter auseinanderklaffenden Schere zwischen superreich und arm bis unterer Mittelschicht, haben dazu geführt, dass diese alten Werte kaum noch eine Rolle spielen, weil einfach keine Zeit für sie da ist. Doch um das Gefühl von Sicherheit zu bekommen, das Liebe immer vermittelt hat, stehen Kinder nun vor Erwachsenen, die Liebe selbst kaum noch wirklich kennen. Erwachsene, die ihnen vorleben, dass es eigentlich nur auf Leistung ankommt, mit der man die steigenden materiellen Ansprüche finanzieren kann. Liebe wird mit Belohnung für Leistung verwechselt und so dreht sich die Spirale immer weiter hoch, bis es nichts anderes als diesen Wert gibt.

Und das Internet verbreitet perfekte Anleitungen, wie man dieses Ziel erreicht: Äußerlichkeiten, Besitz und Geld.

Gleichzeitig spielt das Innenleben keine Rolle. Es kommt nicht darauf an, was man fühlt, was man denkt und was in einem vorgeht. Persönlichkeit weicht Konformität, um „dazuzugehören".

Damit einher geht die Entwicklung hin zum androgynen Menschen. Dabei hat die Gleichberechtigung, die eigentlich erstrebenswert ist, um den Wert von Frauen und Männern anzuerkennen, eine wesentliche Rolle gespielt. Denn da es zeitgleich um Materie geht, die gesteigert werden soll, mussten hauptsächlich männliche Attribute von Frauen verstärkt werden. Und da Kapazitäten begrenzt sind, blieben dabei die weiblichen auf der Strecke. Nicht, dass Sie nun meinen, es würde keine Frauenkörper mehr geben. Im Gegenteil: Ebenfalls zur Anhäufung von Materie geeignet sind auch weibliche Rundungen in unnatürlichem Umfang. Ich spreche von weiblichen Attributen: Fürsorge, Zuhören, Intuition, Teamorientiertheit, ein Nach-innen-gerichtet-Sein. Sie stehen im krassen Gegensatz zu männlichen Attributen, vor allen Dingen der Zielorientiertheit.

Verstehen Sie mich bitte nicht falsch, weibliche Attribute müssen nicht unbedingt von Frauen gepflegt werden. Jeder Mensch hat sowohl männliche als auch weibliche Attribute. Aber da weibliche Attribute meistens keinen materiellen Gewinn hervorbringen und dessen Erzielen zugunsten von Gemeinschaftsgefühl, Liebe und Zufriedenheit verzögern, werden sie weitestgehend ignoriert.

Ich habe in meinem Buch „Weiblichkeit leben" ausführlich über dieses Thema geschrieben. Und wer sich weiter damit auseinandersetzen möchte, ist gerne eingeladen, hier mehr darüber zu erfahren.

Was hat das alles nun mit den Dicken zu tun? Nun, eine ganze Menge. Alle genannten äußeren Umstände tragen auf ihre Art dazu bei, dass Kinder Übergewicht entwickeln. Und daran auch noch als Erwachsene festhalten. Denn wenn Sie sich einmal mit Dicken beschäftigen und ihnen zuhören, werden sie immer wieder feststellen, dass Essen ein billiger und ständig verfügbarer Ersatz für Liebe war und ist. Essen tröstet, es ist da, wenn niemand sonst da ist, es gehört niemandem sonst, man muss es nicht teilen … Diese Liste lässt sich endlos fortsetzen. Innerer Mangel wird durch Essen ausgeglichen.

Ja, auch Essen kann ein Freund sein …

Der Wettbewerb um Marktanteile
Nun mögen Sie sich fragen, was die freie Marktwirtschaft mit dem Übergewicht eines Dicken zu tun haben mag. Und auf den ersten Blick ist das auch vielleicht nicht wirklich einleuchtend. Auf der anderen Seite ist es aber so, dass uns das Überangebot an Lebensmitteln genau an den Punkt gebracht hat, wo wir heute stehen: Es geht nicht mehr um Ernährung, sondern darum, möglichst viele Kunden zu binden. Und wie ginge das besser als durch Abhängigkeiten? Raucher können davon ein Lied singen, die meisten Dicken aber auch.

Aber gehen wir der Reihe nach vor: Irgendwann einmal haben wir uns von dem ernährt, was es auf dem Feldern um uns herum gab. Dann begann Bauer A, seine Waren mit Bauer B zu tauschen, um von allem etwas zu haben. Und irgendwann lernte der Sohn von Bauer C einen Beruf, der nichts mehr mit Lebensmitteln zu tun hatte. Er musste also seine Dienstleistungen gegen Lebensmittel tauschen, später dann gegen

Geld, was ja den ganzen Handel sehr vereinfachte. Die Bauern produzierten also nun mehr, als sie brauchten, damit sie Leistungen bekamen, die wichtig waren. Bis hierhin war auch noch alles schön, denn jeder hatte, was er zum Leben brauchte. Doch die Grundangst des Menschen, die ihn ständig daran zweifeln lässt, genug zum Überleben zu haben, führte dazu, dass Bauer A nun bessere und andere Waren haben wollte. Und er wollte mehr und mehr und mehr, denn Überfluss sichert das Überleben. Also musste er etwas Besonderes anbieten. Und wie die Schlange im Paradies Eva einleuchtend vermittelte, konnte auch der Bauer seinen Tauschpartnern klarmachen, dass sie seine neuen Superprodukte unbedingt brauchten. Man hatte zwar vorher auch überlebt und es war alles gut gewesen, aber wenn der Nachbar doch von des Bauern neuen Produkten etwas hatte, musste man doch auch … Und nun begann das Spiel, das wir nur zu gut kennen: Alle versuchten, den anderen zu übertrumpfen, noch mehr Tauschpartner an Land zu ziehen, noch reicher zu werden.

Heute könnten wir Bauer A auch Nestlé oder einen ähnlichen Großkonzern nennen, der inzwischen eigentlich gar nicht mehr selber anbaut, sondern seine verschiedenen Felder von hart für ihn arbeitenden Sub-Bauern bestellen lässt.

Aber Sie wollen nun sicher wissen, was dieser Bauer nun mit Dicken zu tun hat. Nun, die Eier von Bauer A unterscheiden sich eigentlich gar nicht wirklich von denen anderer Bauern, nur hat er inzwischen clevere Menschen angestellt, die sich den ganzen Tag nur damit beschäftigen, den Leuten „vorzugaukeln", dass sie ohne genau diese Eier nicht glücklich werden können.

Bei anderen Erzeugnissen bedient sich unser Bauer dann einer anderen interessanten Methode, um die Menschen genau bei ihm kaufen zu lassen: Er hat einen Inhaltsstoff gefunden, den jeder toll findet und der auch noch so abhängig macht, dass es gar nicht auffällt: Zucker. Und da der nach und nach in jedes seiner Produkte integriert wird, lieben die Menschen einfach alles, was von ihm kommt, ohne genau definieren zu können, warum das so ist. Es schmeckt ihnen einfach.

Die Menschen heute sind abhängig von neun großen Lebensmittelherstellern. Diese kontrollieren, was wir essen und trinken. Selbst das Wasser, was wir zu uns nehmen, wird von diesen Konzernen verkauft. Und Sie werden kaum ein Produkt finden, was zuckerfrei ist beziehungsweise keinen Zuckerersatzstoff enthält. Die riesige Werbemaschinerie, die hinter diesen Firmen steckt, redet uns den ganzen Tag ein, dass wir diesen Joghurt brauchen, um fit zu sein, jenes Getränk uns unendlich erfrischen und folgender Schokoriegel uns die ersehnte entspannte Ruhepause verschaffen wird. Glückliche Menschen, die fast puren Zucker trinken, gutaussehende Frauen, die „gesunde" Schokolade essen, und harmonische Familien, die ein „gutes Frühstück" zu sich nehmen, für das nicht nur der Regenwald abgeholzt werden muss, sondern auch eine halbe Zuckerplantage verarbeitet wurde.

Berechtigterweise können Sie nun sagen, dass wir uns die Werbung ja nicht ansehen müssen. Aber wer lebt schon gerne ohne Außenkontakt in seinen vier Wänden und lässt sich nur Obst und Gemüse liefern? Die Werbung erwischt Sie da, wo Sie gerade sind: Straße, Zeitung, Fernsehen, Radio … Die Werbeindustrie bedient sich einfacher psychologischer Tricks und im Notfall ist auch negative Aufmerksamkeit … Aufmerksamkeit.

Kaum ein Markt ist härter umkämpft als der Lebensmittelmarkt, kaum eine Industrie gnadenloser als diese. Und in diese Mühlen gerät nun der Dicke, der sich nach Glück sehnt, Anerkennung und Liebe sucht und nichts anderes tut, als unterbewusst der Werbung zu folgen, die ihm all dies verspricht, wenn er nur diese Produkte konsumiert.

Ja, natürlich wissen wir alle, dass Zucker schlecht ist. Und natürlich wissen wir alle, dass Werbung uns nur etwas verkaufen will. Und mit Sicherheit ist jedem klar, dass „Schokolade zum Frühstück" vielleicht ein Bestseller als Buch war, sich jedoch nicht wirklich eignet, um Kinder gesund zu ernähren. Aber mit welcher Wahrscheinlichkeit halten Sie sich an Ihren Kopf? Und wie wahrscheinlich ist es, dass Sie nicht doch im Supermarkt zu dem greifen, was Sie so oft in der Werbung gesehen oder gehört haben? Und haben Sie ernsthaft einmal versucht, im Supermarkt zuckerfreie Produkte zu kaufen? Selbst die Produkte, von denen Sie überzeugt sind, dass da kein Zucker hineingehört, enthalten ihn, wenn auch meist unter anderen Namen.

In der Lebensmittelindustrie geht es ums ganz große Geld. Es geht hier nicht mehr um gesunde Ernährung oder um Nahrung, es geht um Macht. Und die bekommt man eben durch Stammkunden. Ein ausreichendes Maß an Zucker stellt nicht nur sicher, dass es besser schmeckt, sondern auch, dass Konsumenten nicht aus dem Hamsterrad der Zuckerabhängigkeit kommen können. Sie werden einfach diese wirklich gut schmeckenden

Nahrungsmittel, von deren glücklich machendem Effekt das Unterbewusstsein auch noch überzeugt ist, immer und immer wieder kaufen. Dabei ist eins gewiss: Einmal angefixt, wird diese Abhängigkeit auch nicht wieder einfach so verschwinden. Denn während ein Raucher den Zigaretten aus dem Weg gehen kann und der Alkoholiker selbst Hustensaft mit Alkohol vermeiden kann, kann Ottonormalverbraucher dem Zucker nicht konstant aus dem Weg gehen. Über kurz oder lang wird er rückfällig werden. Und nun sagen Sie einem Dicken, dass er keinen Zucker mehr essen darf?

Hinzu kommt eins: Die „Big Nine" der Lebensmittelindustrie finden es gar nicht so schlecht, wenn Sie unter Ihrem Dicksein leiden. Denn dann versuchen Sie vielleicht abzunehmen. Und dann stehen Sie bereit, um Sie mit Lightprodukten, gesunden Shakes und kalorienreduzierten Alternativen zu versorgen. Hauptsache, es bleibt in der Familie.

Essen nimmt in unserer Gesellschaft einen enormen Stellenwert ein, die Lebensmittel- und Werbeindustrie ist kaum überschaubar und es interessiert keinen, der sein Geld in diesem Bereich verdient, wie sehr er Sie belügen und Ihnen falsche Vorstellungen indoktrinieren muss, um

Sie zum Kaufen zu verleiten. Natürlich lügt hier niemand, aber es wird verschleiert und sich aller Tricks bedient, die die Kiste hergibt. Oder wie oft haben Sie sich schon dazu verleiten lassen, etwas zu kaufen, was offenbar gesund ist, ohne sich wirklich die Inhaltsstoffe anzusehen?

Fast jeder Mensch, auch unter den Schlanken, ist in unserer westlichen Welt zuckerabhängig. In Kombination mit der Tatsache, dass Menschen immer weniger Zeit für Dinge wie Kochen aufbringen können oder wollen, ist die fatale Folge, dass der Anteil der Übergewichtigen immer weiter zunimmt.

Aber ein Glück haben wir hier die Pharmaindustrie, die sich auch über die stetig wachsende Kundschaft bei den Abnehmprodukten freut. Seien wir mal ehrlich: Welche Firma hat schon ein Interesse daran, das Problem, das sie lösen kann, auf Dauer zu beseitigen? Das wäre dann vergleichbar mit der katholischen Kirche, die die Beachtung der zehn Gebote predigt, bei folgsamen Zuhörern allerdings obsolet wäre. Jeder denkende Mensch kann sich ausmalen, dass ein auf Dauer wirksames Produkt gegen Übergewicht das Ende eines ganzen Industriezweigs darstellen würde, der dafür schon fast heiliggesprochen werden müsste, wenn er das zuließe.

Und dass die Pharmaindustrie zu den mächtigsten weltweit gehört, steht außer Frage.

Die Gleichberechtigung
Nun sagen Sie sicher, dass ich wirklich alles heranziehe, um Dicke zu entschuldigen. Aber es ist ein komplexes Thema und bei den meisten Dicken kommen eine Vielzahl von Dingen zusammen, die dafür gesorgt haben, dass sie dick sind.

Gleichberechtigung ist hierbei ein nicht zu unterschätzender Punkt. Doch bei der Gleichberechtigung, die ich meine, geht es weniger darum, dass Frauen die gleiche Bezahlung erhalten wie Männer. Oder unabhängig ihres Geschlechts dieselben Positionen im Berufsleben chancengleich erreichen können. Es geht vielmehr darum, weibliche Attribute, die nun mal verstärkt bei Frauen vorkommen, gleichwertig einzuordnen.

Unsere Gesellschaft ist bestimmt von männlichen Attributen. Zielorientiert, kopfgesteuert und mit einer „Macher"-Mentalität ausgestattet, lebt es sich am besten. Gefühle sind wenig gefragt, der Gewinn steht über allem und Teamorientiertheit ist allenfalls ein wünschenswertes Nebenprodukt. Keine guten Voraussetzungen für weibliche Attribute, die eher ihren Ursprung im Bauch als im Kopf haben.

Frauen haben in der westlichen Gesellschaft gelernt, sich männliche Attribute zu eigen zu machen, um so erfolgreich sein zu können wie ihr männliches Gegenüber. Und unbestritten haben sie es geschafft. Wodurch ein Ungleichgewicht der Attribute entstanden ist, dessen Auswirkungen unübersehbar sind. Weibliche Attribute werden unterdrückt, weil sie außerhalb von Beziehungen und Familie nur müde belächelt werden und nicht den gewünschten Erfolg im Geschäftsleben bringen, während die, die sie eigentlich leben sollten, nun mühsam die männlichen erlernt haben und sie leben. Auf der Strecke bleiben Intuition, Teamorientiertheit, Emotion und Gruppenzusammengehörigkeit. Die Welt hinkt.

Für diejenigen, die ihre weiblichen Attribute aber unterdrücken, hat es zur Folge, dass sie wenig authentisch leben. Authentizität ist nun aber der Schlüssel zum Glück. Und der innere Einklang mit sich selbst der Schlüssel zu einem gesunden und schlanken Leben.

Ich habe über das Thema „Weiblichkeit leben" ein ganzes Buch geschrieben und es würde an dieser Stelle auch den Rahmen sprengen, die genauen Abläufe und Auswirkungen im Detail zu besprechen. Fakt ist jedoch, dass die Akzeptanz weiblicher Attribute eine grundlegende Voraussetzung für einen gesunden Körper ist.

Womit wir zum zweiten Teil dieses Buchs kommen:

Teil II – Der Weg der Dicken

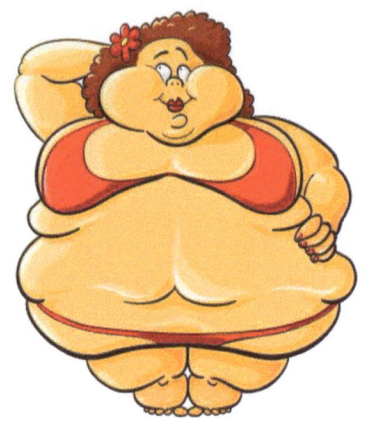

Hier kommt ...

... definitiv nicht das neue Wundermittel gegen Übergewicht. Ja, noch nicht einmal ein einfacher und leicht zu beschreitender Weg, wie aus jedem Dicken eine Größe 36 werden kann. Aber nachdem sich der erste Teil dieses Buchs mit den eher negativen Gegebenheiten und den überdenkenswerten gesellschaftlichen Aspekten beschäftigt hat, ist es an der Zeit, sich damit zu befassen, welche Lösungen es gibt. Und die gibt es wirklich.

Natürlich wäre es einfach, wenn sich die Welt plötzlich so ändern würde, dass Dicke „in" wären, die Wirtschaft nicht mehr auf Kundenfang gehen würde und sowieso alle Menschen lernen würden, mehr auf die inneren Werte als auf das Aussehen zu achten. Aber Realismus ist nicht nur in dieser Hinsicht gefragt.

Die Welt wird sich nicht ändern, wenn sich nicht jeder Einzelne ändert. Im Umkehrschluss muss sich der Dicke ändern, damit sich die Welt ändern kann. Dicke müssen nicht dünn werden, es ist nicht ihre Pflicht, sich anzupassen und so zu werden, wie ein schöner Mensch nach Maßgabe der Gesellschaft zu sein hat. Sie sind auch nicht verpflichtet, dünn zu werden, um geliebt zu werden. Und schon gar nicht, um so leben zu können, wie sie es sich wünschen. Aber wenn Sie dieses Buch lesen, werden Sie wahrscheinlich nicht zu den Dicken gehören, die auch tief in ihrem Innersten glauben, dass sie vollkommen okay sind, wie sie sind. Sie werden immer noch auf die Wunderwaffe gegen Fett hoffen, die Ihnen schon so oft versprochen worden ist. Nun, hier werden Sie nicht fündig.

Wenn Sie aber bereit sind, sich selbst zu ändern, um sich glücklich zu machen und authentisch zu leben, dann sollten Sie die folgenden Kapitel lesen und sich auf den ganzheitlichen Weg zu einem gesunden Geist und einem gesunden Körper begeben. Und der muss nicht unbedingt den Standards der Modeindustrie entsprechen!

Ich bin kein Opfer!

Dies ist der erste Satz, den Sie lernen dürfen!

Nun mag der ein oder andere von Ihnen sagen: „Klar, natürlich bin ich kein Opfer!" Aber mal ganz ehrlich: Jeder von uns sagt in den verschiedensten Situationen, dass die anderen Schuld haben. Der unverschämte Kerl, der einfach den Parkplatz geklaut hat, die blöde Tussi, die einem mit ihrem Gemecker den Tag versaut hat, das Wetter, das einem die Laune verdirbt ... Die Liste lässt sich unendlich fortsetzen.

Bei Dicken besonders beliebt sind Sätze wie: „Ich habe einfach einen starken Knochenbau!" oder „Das sind die Gene, meine Eltern sind auch stabil gebaut!" Und eigentlich essen wir gar nicht so viel, dass das unser Gewicht rechtfertigen würde. Schokolade oder Chips sind nicht unsere besten Freunde, sie sind einfach eine Notwendigkeit, um das zu überstehen, was uns der Tag angetan hat. Und wenn wir mehr Zeit hätten, würden wir auch sicherlich für den nächsten Marathon trainieren.

Ehrlich? Fakt ist doch, dass der Körper nur Fett produzieren kann, wenn er dafür Energie in Form von Nahrung bekommt. Und Fakt ist auch, dass jeder Mensch – und ich meine wirklich JEDER – ab einer gewissen Reduzierung der Kalorienmenge abnimmt.

Aber lassen wir die Äußerlichkeiten, mit denen ich mich im ersten Teil des Buchs schon befasst habe. Ein wirklich neuer Fakt für Sie mag sein, dass **sich im Außen nichts manifestieren kann, was im Innen nicht existiert.** Heißt:

> **Was weder im Bewusstsein noch im Unterbewusstsein in uns existiert, kann auch nicht körperlich existent sein.**

Was auch eine logische Erklärung dafür wäre, dass manche Menschen essen können, was sie wollen, und einfach nicht dick werden. Das Bild von sich selbst in dicker Ausführung existiert in ihrem Inneren nicht. Was nicht bedeutet, dass es nicht andere Bilder gibt, die mindestens genauso unattraktiv sind.

In der Psychologie gibt es ein Phänomen, das auch als „selbsterfüllende Prophezeiung" bekannt ist. Hier geht es darum, dass eine bestimmte Erwartungshaltung in Menschen dafür sorgt, dass sie in ihrer selektiven Wahrnehmung das wählen, was zu ihren Erwartungen passt, und das „aussortieren", was sie nicht erwarten. Diese

Wahrnehmung wiederum bestimmt über das Verhalten, das an den Tag gelegt wird, was wiederum dann genau dazu führt, dass das eintritt, was man schon befürchtet hat. In Bezug auf einen dicken Menschen mit zahlreichen erfolglosen Diäten könnte das dann so ablaufen:

Erna wiegt 100 kg und leidet sehr unter ihrem Gewicht. Sie hat schon unzählige Diäten gemacht, aber immer wieder aufgehört und am Ende mehr zugenommen, als sie vorher abgenommen hat. Ihr Unterbewusstsein hat dieses Prozedere verinnerlicht, ihr Kopf als schlauer Computer zählt Eins und Eins zusammen und schlussfolgert: Diät = Mangel = Unwohlsein = Beendigung von Diät = Jojo-Effekt. Nun kommt die neueste Diät auf den Markt und alle berichten begeistert davon, wie sie abgenommen haben. Erna will das auch unbedingt und nimmt sich vor, dieses Mal durchzuhalten. Ihr Unterbewusstsein sagt dazu: „Schaffst du eh nicht, klappt ja nie!" Ihr Kopf sagt: „Hat noch nie funktioniert, wird auch jetzt nichts bringen! Du bist und bleibst dick!"

Erna fängt an, ist total motiviert und zieht mit eiserner Disziplin die Diät durch. Doch bald nimmt sie nur noch langsam ab.

Erna: „Puh, wie lange muss ich denn noch? Warum geht das denn nicht weiter?"

Kopf: „Schaffst du eh nicht, es gibt nichts, was funktioniert!"

Anstatt dass Erna nun wahrnimmt, dass es nicht mehr nur die Wasserreserven sind, die sie verliert, sondern dass es an Fettabbau geht, lenkt sie ihren Fokus auf ihr langsames Abnehmen. Bald kommt der Gedanke, dass sie das bestimmt wieder einmal nicht durchhalten wird. Sie „sündigt". Und anstatt nun zu denken, dass sie schon drei Monate strengste Diät gehalten hat und wie toll das ist, fühlt sie sich schuldig. Anstatt einfach weiterzumachen, sieht sie sich darin bestätigt, dass Diäten bei ihr sowieso nicht funktionieren. Und da ja sowieso nichts funktioniert, kann sie auch gleich wieder normal essen.

Das ist eine Variante, eine andere wäre, dass Erna von sich selbst glaubt, dass sie keinerlei Durchhaltevermögen hat. Sie wird ihre Probleme, sich strikt an die Diät zu halten, auf ihren „Fehler" schieben. Und wird sich immer wieder darin bestätigt sehen. Solange, bis sie aufgibt.

Sie sehen also, dass ein entscheidender Punkt für das Gelingen von Diäten der Glaube daran ist, dass man es auch wirklich schaffen kann. Das Bild des Sieges über das Übergewicht muss generell erst einmal vorhanden sein und der Fokus muss auf jedes noch so kleine Erfolgserlebnis gelegt werden, damit es eine Chance auf eine dauerhafte Gewichtsreduktion gibt.

Doch zurück zum Opferdasein!

Sie sehen, dass die innere Einstellung das äußere Geschehen beeinflusst. Unsere Gedanken steuern, was sich in unserem Leben manifestieren kann.

> **Energie folgt der Aufmerksamkeit.**

Und Materie ist nichts anderes als verdichtete Energie. Doch wenn dem so ist, dann bedeutet dies gleichzeitig auch, dass nichts im Leben zufällig geschieht oder uns einfach so passiert. Es bedeutet, dass wir bewusst Schöpfer unseres Lebens sind. Durch die Steuerung von Gedanken, Erschaffung von Bildern können wir über das bestimmen, was in unserem Leben existiert. Was wiederum bedeutet, dass wir auf die eine oder andere Art auch unser Dicksein erschaffen haben.

Für alle diejenigen, die sich nun empört abwenden und mich als Gotteslästerer bezeichnen: Ich bin durchaus gläubig und möchte in keiner Weise die Macht Gottes oder des Universums oder des All-eins in Zweifel ziehen. Vielmehr möchte ich herausstellen, dass jede wie auch immer bezeichnete derartige Macht keinerlei Interesse an Marionettenspielchen haben kann und der Mensch die volle Entscheidungsgewalt über sein Leben hat. Indem er in eine Opferrolle verfällt, sein Leid auf den Willen einer höheren Macht schiebt oder gar meint, seine Probleme wären von dieser Macht gewollt, macht er sich sein eigenes Leben nur oberflächlich gesehen leichter, verkennt jedoch das Wesen dieser Macht.

Wer sein Leben zum Positiven ändern möchte, hat also kaum eine andere Wahl, als sich aus der Opferrolle zu begeben und die Verantwortung für sein Leben zu übernehmen.

Ja, ich kenne Erkrankungen, die dazu führen, dass man übergewichtig wird. Ich kenne das derzeit so moderne Lipödem, kenne die Folgen von Cortisoneinnahme und ebenso eine Reihe anderer Erkrankungen, bei denen eine Diät das unerwünschte Übergewicht nicht beseitigen kann. Aber wenn Sie nun meine Theorie zu Ende denken, werden Sie erkennen, dass – ganzheitlich betrachtet – auch diese Erkrankungen eine energetische Ursache haben, die es zu beseitigen gilt. Dies erfordert eine Menge Ursachenforschung, Änderung von persönlichen Glaubenssätzen wie auch Konfrontation mit lange vergrabenen Verletzungen, aber es funktioniert.

Das Heraustreten aus der Opferrolle ist, obwohl es auf den ersten Blick attraktiv erscheint, alles andere als das. Denn erkennen Sie einmal, dass Sie alles in Ihrem Leben auf die eine oder andere Weise erschaffen haben, gilt es, die volle Verantwortung dafür zu übernehmen. Der leichtere Weg ist sicherlich, die Schuld auf Ursachen außerhalb des eigenen Verantwortungsbereichs zu schieben, die effektivere sicherlich, sich diesem Schmerz zu stellen und aktiv an einer Änderung zu arbeiten.

Wenn ich Ihnen später die energetische Arbeit näherbringe, werden Sie weitere Gründe lesen, warum es so wichtig ist, aus der Opferrolle zu treten. Denn negative Gefühle sorgen für die wohl stärkste Aussendung von Energien. Und wie Sie nun wissen, wird Ihnen nach dem Spiegelgesetz alles im Außen gespiegelt, was Sie im Inneren mit sich herumtragen.

Opfer haben die Eigenschaft, jede Menge negativer Energien mit sich herumzutragen. Ängste, Wut, Hass, Ablehnung, Neid ... Die Liste lässt sich noch sehr lange fortsetzen. All diese „Gefühle" senden nicht nur Bilder aus, die Sie keinesfalls gespiegelt bekommen möchten, sie rauben Ihnen auch Energie, die Sie für positive Dinge gut gebrauchen könnten.

Es ist also wichtig, dass Sie sich bewusst machen, dass all diese negativen Emotionen ihren Ursprung alleine in einer Person haben: in Ihnen! Schließen Sie mit Wut und Abneigung ab und führen Sie sich vor Augen, dass Sie die einzige Person sind, die darunter leidet.

Hat jemand Sie enttäuscht? Das konnte er nur, weil Sie Erwartungen an ihn gestellt haben, die nicht erfüllt wurden. Es ist aber nicht die Pflicht anderer, Ihre Erwartungen zu erfüllen.

Hat jemand Sie belogen? Sicher, das ist nicht schön. Aber fragen Sie, welchen Anteil Sie daran haben. Warum sah sich dieser Mensch dazu veranlasst, Sie zu belügen?

Lernen Sie, die Ursache in sich selbst zu erkennen und sich zu fragen, warum Ihnen dieser Spiegel vor Augen gehalten wird. Es ist vielleicht nicht der einfachere Weg, aber mit Sicherheit der einzige, um aus der Opferrolle herauszutreten und ein eigenverantwortliches Leben zu führen. Und Sie werden überrascht sein, über wie viel mehr Energie Sie verfügen können.

Sollten Sie an dem Punkt sein, wo Sie dies verinnerlicht und umgesetzt haben, wird es für Sie eher eine Frage sein, wie Sie sich selbst verzeihen können. Denn wenn es kein Opfer mehr gibt, gibt es auch keine Täter. Und dann sind Sie plötzlich der einzige Mensch, dem Sie einen Vorwurf machen können.

Doch mit der nötigen Eigenliebe und der richtigen Einstellung zu sich selbst werden Sie auch diesen Schritt mit Sicherheit meistern.

Der Schlaukopf

Falls Sie sich nun entschlossen haben, trotz aller Unwägbarkeiten und absehbaren Schwierigkeiten die Verantwortung für sich selbst zu übernehmen, werden Sie wahrscheinlich wissen, dass Ihre Gedanken, Ihr inneres Bild von sich selbst und Ihr Unterbewusstsein entscheidende Faktoren für Übergewicht sind. Doch dieses Wissen wird Sie nicht in die Lage versetzen, diese Faktoren mit einem Fingerschnipsen dahingehend zu ändern, dass Sie morgen Ihre Traumfigur haben und ein glückliches, zufriedenes und gesundes Leben führen.

Im Gegenteil: Wahrscheinlich wird es so sein, dass Sie immer wieder von Ihrem Unterbewusstsein daran erinnert werden, dass Sie rein gar nichts zu sagen haben, wenn es darum geht, welche Entscheidungen Sie treffen.

Aus diesem Grund ist es unerlässlich, die Abläufe in Körper, Geist und Seele zu kennen, ihre Funktionsweise zu verstehen und ihre Aufgaben in Ihrem Leben zu respektieren. Nur dann ist es möglich, entsprechend auf sie einzuwirken.

Zuerst einmal sollten Sie einen wichtigen Satz kennen:

> **Sie sind nicht Ihre Gedanken!**

Die meisten Menschen begehen den Fehler zu glauben, dass sie ihre Gedanken nicht beeinflussen könnten oder keinerlei Möglichkeit haben, anders zu verfahren, als es ihnen ihre Gedanken vorgeben. Ein fataler Fehler, denn dieser Glaube versetzt uns in eine Sklaverei, die Geist und Seele auf die hinteren Ränge verweist und für eine schwerwiegende Unausgeglichenheit sorgt.

Die Wahrheit ist vielmehr, dass Körper, Geist und Seele alle einen Zuständigkeitsbereich haben und ebenso eigene Vorgehensweisen und Bedürfnisse. Wer es schafft, hier Ordnung herzustellen, jeden Anteil auf seinen Platz zu verweisen und zwischen den einzelnen Bereichen Harmonie zu erzeugen, wird in seinem Leben nur wenig Probleme haben. Die Probleme entstehen erst, wenn der Kopf nach links, der Geist nach rechts und die Seele geradeaus will.

Um jedoch zu unterscheiden, welcher Anteil was will, warum er das will und entsprechend zu reagieren, sollten Sie Folgendes wissen (und bitte denken Sie daran, dass ich Ihnen hier kein Studium der Psychologie anbiete, sondern lediglich die Dinge in einfachen Worten vermitteln möchte, die Sie unbedingt wissen sollten):

Der Körper als materielle Hülle der Seele ist Befehlsempfänger des Gehirns (als Teil des Körpers), das basierend auf Erfahrungen und gesammeltem Wissen Schlussfolgerungen zieht, während der Geist abwägt und als Bindeglied zur Seele dient, die für den energetischen Teil zuständig ist und nichts kennt außer der universellen Verbundenheit aller und die Liebe.

Klingt vielleicht im ersten Moment schwierig, ist es aber gar nicht. Schweifen wir zum besseren Verständnis ein wenig ab in die spirituelle Welt. Stellen Sie sich vor, Sie sind einfach nur. Und das in einem immateriellen Zustand. Nein, es fehlt hier kein Wort. Denn Sie *sind* in dieser Phase einfach. Punkt. Um sich als Seele fortzuentwickeln, brauchen Sie das Gegenteil von diesem Zustand. Ohne nun in die Philosophie abdriften zu wollen, ist es ganz einfach so, dass wir nur etwas erfahren können, wenn das Gegenteil existiert. Sie müssen also aus Ihrem reinen Seinszustand auf immaterieller Ebene heraus und Ihre Seele in Materie packen, damit beides vorhanden ist und sie aus dieser Dualität Erfahrungen ziehen können. Die Seele inkarniert also in einen Körper. Nun hat so eine

Seele herzlich wenig Erfahrung damit, wie so ein Körper tickt, was er braucht, was er gar nicht verträgt usw. Deshalb wird dem Ganzen ein Computer hinzugefügt, der nichts anderes tun soll, als dafür zu sorgen, dass der Körper unbeschadet so lange existiert, wie Sie ihn brauchen.

Der Computer, unser Gehirn, kennt nur eine Aufgabe: Er speichert, was das Zeug hält, um mit dem erlangten Wissen schnellstmöglich in der Lage zu sein, sich selbst am Leben zu erhalten. Dabei justiert er immer wieder aus, was funktioniert und was nicht. Genau genommen kennt das Gehirn nur die folgenden Beurteilungen:

1. Bekannt, angenehm und ungefährlich
2. Bekannt, schmerzhaft, folglich gefährlich
3. Neu, Gewinn interessant, möglicher Schaden gering
4. Unbekannt, zu riskant

Nebenbei speichert das Gehirn Informationen, um sie zu gegebener Zeit abzurufen, und führt Automatismen ein. So ist es schon bei der Geburt mit einem Grundprogramm ausgestattet, das man als Reflex kennt. Müsste das Gehirn alles in Auftrag geben und dafür noch Ihre bewusste Entscheidung dazu einholen, was der Körper so den lieben langen Tag „nebenbei" macht, wäre das Durcheinander wahrscheinlich vorprogrammiert. Stellen Sie sich einmal vor, Sie müssten jeden Atemzug erst absegnen, den Sie tun! Außerdem könnten wir mit unserem Geist, der gerne Dinge ausdiskutiert, fürs Überleben umgehend erforderliche Handlungen so weit hinauszögern, dass der Körper bis dahin wahrscheinlich schon lange tot wäre. (Wenn Ihnen das jetzt aus der Politik bekannt vorkommt, können Sie dort auch die mit Sicherheit unerwünschten Konsequenzen solcher Entscheidungsverzögerungen beobachten).

Um das Ganze zu vereinfachen, wurde also eine Abteilung eingerichtet, die Handlungsvollmacht besitzt: das Unterbewusstsein. Hier kommen geprüfte Erkenntnisse, Werte, Wahrheiten, Erfahrungen usw. hinein, mit denen sich das Bewusstsein gar nicht mehr befassen soll, weil sie als Tatsachen ad acta gelegt wurden. (Kennen Sie auch: „Das war schon immer so, ist so und wird auch immer so sein!")

Obwohl Sie nicht bewusst entschieden haben, dass diese Dinge immer so laufen sollen und von Ihnen nicht mehr abgenickt werden müssen, hat das Gehirn das mal eben so für Sie erledigt.

Natürlich gibt es bestimmte Prüfinstanzen. Man will ja nichts dem Zufall überlassen. Nichts ist wirklich in Stein gemeißelt, denn wenn Erfahrung A mit Erfahrung B kollidiert, muss eingegriffen werden. Doch machen wir es nicht komplizierter als notwendig.

Zum Verständnis der Abläufe reicht es vollkommen aus, die Funktionsweise des Gehirns so weit zu kennen. Ich möchte Ihnen zum besseren Verständnis ein einfaches Beispiel geben:

Kind sieht eine Kerze und will sie unbedingt mit allen Sinnen erfassen, weil das eine vollkommen neue Erfahrung ist. Mama sagt: „Kind, nicht zu nah an die Kerze, du tust dir weh!" Kind möchte aber die Kerze erfahren. Dass die Mutter recht hat und nur das Beste will, ist noch nicht tief genug verankert. Kind fasst Kerze an, Kind verbrennt sich. Gehirn speichert: 1. Kerzenflamme ist gefährlich, weil schmerzhaft, 2. Mutter hat recht. Bei der nächsten Kerze wird nun ein gespeicherter Ablauf, der als Basisprogramm existiert, abgerufen: Kind nähert sich Kerze, Gehirn drückt den „Alarmstufe Rot"-Knopf, woraufhin der Körper alles bereit zur Flucht macht: Adrenalin wird ausgeschüttet, Muskeln spannen sich an usw. Kind nimmt all dies als ein Gefühl wahr, das als Angst bezeichnet wird. Kind geht in sicheren Abstand zur Kerze.

Aber auch das passiert als Folge auf dieses Erlebnis noch: Kind nähert sich dem heißen Ofen, Mutter sagt: „Kind, da verbrennst du dich. Geh nicht zu nah an den Ofen." Gehirn kramt im Speicher nach ähnlichen Erfahrungen, stößt auf das Kerzen-Erlebnis, folgert, dass die Mutter glaubhaft ist, und drückt vorsichtshalber bewussten Angstknopf. Überleben gesichert.

Es gibt selbstverständlich auch Kinder, die anders reagieren. Das sind die, bei denen die Mutter keine sehr hohe Glaubwürdigkeit im bisherigen Leben des Kindes aufbauen konnte. Oder bei denen der Schmerz vielleicht nicht besonders ausgeprägt war. Und natürlich ist dies alles sehr vereinfacht, aber es reicht vollkommen, das Grundprinzip hier zu verstehen.

Nun ist es aber so, dass nicht alles, was das Gehirn tut, auf selbst gemachten Erfahrungen beruht. Man unterscheidet hier zwischen Werten und Prägungen. Ich möchte Ihnen an dieser Stelle ein klein wenig Wissenschaft nicht ersparen. Denn die Definitionen sind durchaus interessant:

> Eine **Prägung** ist eine durch einen Lernvorgang beeinflusste, somit also erfahrungsbedingte Verhaltensweise, bei welcher ein angeborener auslösender Mechanismus zu einem durch Erfahrung ergänzten angeborenen auslösenden Mechanismus wird.

Dies bedeutet also, dass wir unser Verhalten unseren Erfahrungen entsprechend anpassen. Zwar ist nicht jede Erfahrung eine Prägung, aber jede Prägung basiert auf einer eigenen Erfahrung.

Werte hingegen sind etwas, was Sie nicht unmittelbar erfahren. Man definiert sie so:

> **Werte** sind tief verwurzelte, bedeutsame und durchdringliche Überzeugungen, Haltungen (Einstellungen), Ideale und Bedürfnisse, welche gewöhnlich von den Mitgliedern einer Gesellschaft auf unbestimmte Zeit individuell geteilt werden und zumeist das Gute oder Schlechte betreffen.

Das heißt, dass Werte im Laufe der Entwicklung eines jeden Menschen durch seine unmittelbare Umgebung vermittelt werden. Sie lernen anfangs von Ihren Eltern, was gut und was schlecht ist.

Dies wird dann durch andere Personen erweitert, mit denen Sie öfter Kontakt haben und die als Bezugspersonen fungieren.

Ein gängiger Wert in unserer Gesellschaft ist zum Beispiel, dass wir uns nicht gegenseitig umbringen und verspeisen. Begeben Sie sich aber beispielsweise unter Kannibalen, wird dieser Wert vielleicht nicht auf sehr viel Verständnis stoßen.

Werte und Prägungen sind maßgeblich für unser inneres Selbstbild verantwortlich, aber auch für unsere Verhaltensweisen, Handlungen und Reaktionen.

Nicht nur die eigenen Werte, Prägungen und Erfahrungen sind nun dafür verantwortlich, was unser Gehirn entscheidet. Es ist auch durchaus in der Lage, aus den Erfahrungen anderer Menschen logische Schlussfolgerungen zu ziehen. Mit zunehmendem Alter können wir diese zwar immer besser auf uns selbst übertragen und die Relevanz für unser eigenes Leben beurteilen, in unserer Kindheit jedoch sind wir nicht in der Lage, das so differenziert zu tun. Da die Reflexion fehlt, unsere Eltern in den ersten Jahren diejenigen sind, die für uns Lehrer, Ernährer und Überlebensabsicherer sind, bleibt uns fast keine andere Wahl, als sie zu kopieren. Gleichzeitig lernen wir aber nicht nur ihre Verhaltensweisen und Reaktionen, sondern haben in unserem Inneren auch eine festinstallierte Waage, die jegliches Ungleichgewicht als Gefahr einstuft. Es ist so, als ob Ausgeglichenheit die natürliche Komfortzone des Menschen von Geburt an wäre. Zeigen unsere Eltern also Extreme, die wir als wenig effektiv oder gar gefährlich einstufen, wird unser Gehirn automatisch versuchen, diese auszugleichen und das Gegenteil zu erlernen.

Es ist also nicht weiter verwunderlich, wenn Eltern, die hart arbeiten und fast nie zuhause sind, dafür aber jede Menge Geld haben, ein Kind großziehen, das dann nicht oder sehr erfolglos arbeitet. Was natürlich auch daran liegen kann, dass es gelernt hat, dass man gar nicht arbeiten muss, weil Geld im Überfluss vorhanden ist und immer vorhanden sein wird.

Genauso wenig verwundert es, wenn das Kind einer peinlich genau putzenden und übersauberen Mutter von Ordnung nicht das Geringster hält.

Diese Kinder müssen sich im späteren Erwachsenenleben erst wieder selbst „erlauben", das zu sein, was sie bei ihren Eltern als extreme Verhaltensweise kennengelernt haben. Was wiederum erfordert, dass das System erkannt wird, das hinter dem jeweiligen Verhalten steckt. Denn ohne diese Erkenntnis wird es ein dauerhafter Kampf gegen die innere Überzeugung, dass bei anderem Verhalten die Gefahr entsteht, aus dem Gleichgewicht zu fallen und in ein Ungleichgewicht zu geraten, das dann gefährlich für das eigene Überleben ist.

Wenn wir bei unserem Putzbeispiel bleiben, ist die normale Reaktion der meisten Menschen, sich zum Putzen zu zwingen, anstatt sich dieses einfach wieder zu erlauben. Der Unterschied ist ein sehr einfach: Die Energie geht bei Zwang in die falsche Richtung, den die Aufmerksamkeit liegt hier auf der Unordnung. Erlaubt man sich jedoch Ordnung, fließt die Energie auch in Richtung Ordnung, was folglich gespiegelt werden kann.

Natürlich spielen noch einige andere Faktoren hinein. Unser Gehirn geht nach einem sehr einfachen Prinzip vor, wenn es um die Glaubwürdigkeit von Informationen geht. Es sortiert diese in ein bestimmtes System ein, das zwei ausschlaggebende Kriterien kennt: Häufigkeit der Information und Glaubwürdigkeit der Quelle der Information.

Ein Beispiel:

Sie hören von Ihrem besten Freund, dass Firma XY wirklich schlechte Fernseher herstellt. Eine Woche später erzählt Ihnen eine Arbeitskollegin, dass sie mit ihrem neuen Fernseher von XY gar nicht so zufrieden ist.

Ein paar Wochen später stehen Sie in einem Geschäft, weil Sie sich für einen neuen Fernseher interessieren. Was denken Sie, welchen Hersteller Sie nicht in Betracht ziehen werden?

Doch was genau ist passiert? Sie haben immerhin keine eigenen Erfahrungen mit dieser Firma und die Angebote sind unschlagbar gut. Gut, es kann sein, dass Sie irgendwann einmal eine eigene Erfahrung mit einem Produkt dieses Herstellers gemacht haben, aber das ist in diesem Moment eher unerheblich. Denn es gibt in Ihrem Gehirn eine ganz klare Klassifizierung von Informationen.

Und die sieht bei unserem Fernsehkauf wie folgt aus:

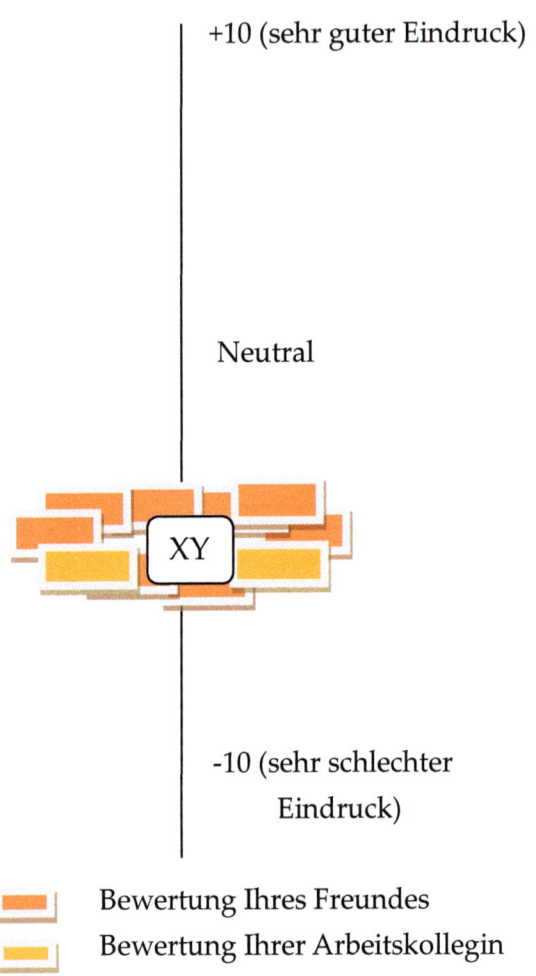

Es gibt eine Art Glaubensleiste in Ihrem Gehirn. Hören Sie etwas, bekommt diese Information eine Wertung auf dieser Leiste. Aber auch Selbsteinschätzungen und Glaubenssätze über Sie selbst funktionieren nach diesem System. Je glaubwürdiger eine Informationsquelle ist, desto mehr Ziegelsteine werden um diese Information herum gebaut. Bei nur einem Ziegelstein lässt sich die Information ganz einfach in Richtung plus Zehn oder minus Zehn verschieben. Je mehr Ziegelsteine die Information umgeben, umso schwieriger wird es, die Positionierung wieder zu ändern.

In unserem Fall nun ist es so, dass es um die Gerätequalität der Firma XY geht. Nach der Information Ihres Freundes positionieren Sie diese nun bei minus Fünf. Weil Ihr Freund besonders glaubwürdig für Sie ist, vergibt Ihr Gehirn gleich acht Ziegelsteine, die diese Einschätzung einzementieren. Nun kommt Ihre Arbeitskollegin mit einer identischen Information hinzu, die Sie aber nicht so gut kennen. Deshalb vergibt Ihr Gehirn nur zwei Ziegelsteine.

Sie würden allerdings auf einen ebenso festzementierten Glaubenssatz kommen, wenn Sie diese Information von zehn verschiedenen, nicht sehr gut einschätzbaren Personen bekommen würden. Das bedeutet, dass es für das Gehirn wenig Unterschied macht, ob es eine Information von einer sehr glaubwürdigen Person hört oder von vielen Unbekannten.

Nun fragen Sie sich sicher, was das alles mit dem dicken Selbstbild zu tun hat. Ganz einfach: Wenn Ihnen einmal jemand gesagt hat, dass Sie dick sind, wird diese Einschätzung vielleicht nur einen Ziegelstein bekommen und jederzeit änderbar sein. Doch wenn nun Ihre Eltern, Ihr Partner, Ihre Freunde und viele andere Menschen sagen, dass Sie dick sind … Die Menge an Ziegelsteinen um diesen Satz herum hätte keinen Platz mehr auf dieser Abbildung! Wenn jetzt noch nach dem geltenden Wertesystem in Ihrer Umgebung Schlanksein mit Attraktivität gleichgesetzt wird, bekommt nicht nur diese Einschätzung Ihrer Figur jede Menge Ziegelsteine, sondern gleichzeitig auch Ihre negative Selbsteinschätzung zu Ihrer Attraktivität.

Und in Ihrem Kopf existieren eine Unmenge solcher Glaubensleisten über Sie selbst!

Ein Grund, warum eine Zeit lang das Hören von Affirmation so modern war, die dem Hörer einreden, er wäre rank und schlank, ist wahrscheinlich genau der, dass schlaue Menschen sich gedacht haben, dass man nur die Anzahl der Ziegelsteine, die das dicke Selbstbild festzementieren, überbieten muss, um aus einem dicken einen schlanken Menschen zu machen. Leider ist dem nicht so, denn es geht hier nicht darum, dass der Meistbietende über die Position bestimmt.

Um eine neue Position festzulegen, müssen erst die alten Ziegelsteine entfernt werden, weil Sie es sonst nur schaffen, die Positionierung ein wenig in die Gegenrichtung zu verschieben. Logischerweise.

Erinnern Sie sich an die selbsterfüllende Prophezeiung? Was meinen Sie nun, was eine Glaubensleiste mit einer Wertung von minus Neun mit Ihnen macht, wenn es um den Satz geht: Ich bin attraktiv?

Der komfortable Schmerz

Ich möchte in diesem Zusammenhang noch auf einen weiteren wichtigen Aspekt zu sprechen kommen, der sehr entscheidend für die Lebenssituation ist, in der wir uns befinden: die Art und Weise des Gehirns, mit Schwierigkeiten umzugehen.

Unser Gehirn ist alles andere als dumm. Und auch nicht besonders erpicht darauf, uns unnötige Arbeit zu verschaffen. Deshalb geht es immer den einfachen Weg. Der hat sich als effizient, schnell und sicher erwiesen.

Stehen Sie nun vor einer schwierigen Situation, die Sie belastet, wird das Gehirn immer zuerst im Außen nach einer Lösung suchen. Erweist sich ein Problem wirklich als so hartnäckig, dass es nicht von selbst verschwindet, versucht das Gehirn, zuerst im Außen einen Schuldigen zu finden, der gefälligst freiwillig oder durch Zwangsmaßnahmen die Ursache beheben soll. Ignoranz des Problems, Schuldzuweisung, Heranziehung von haarsträubenden Gründen, warum nur die Anderen schuld sein können, Rechtfertigung der eigenen Beteiligung und am Ende vielleicht das Eingestehen einer winzigen und verschwindend kleinen Selbstbeteiligung sind beliebte Möglichkeiten. Wobei wir wieder beim Opfer wären.

Das Gehirn ist eigentlich gerne in der Opferrolle, denn dadurch ist die Arbeit erledigt. Es ist so einfach, Opfer zu sein. Und erst wenn nichts anderes mehr funktioniert, das Unangenehme, das Problem oder die Schwierigkeit einfach nicht verschwinden will, sieht das Gehirn sich dazu veranlasst, weitere Möglichkeiten zu suchen.

Manche Menschen finden auch noch den Schuldigen Nummer 100, um die eigene Komfortzone ja nicht verlassen zu müssen, andere verdrängen mit der Zeit und versuchen es mit dem Satz: „Nicht mein Zirkus, nicht meine Affen!"

Das Gehirn ist eben kein großer Freund von Änderungen, die unbedingt erforderlich wären, wenn es sich selbst als das Problem identifizieren würde.

Wobei wir beim Kern der Sache wären: die Komfortzone! Nachdem wir nun die Funktionsweise des Gehirns kennengelernt haben, können Sie sich selbst erklären, was diese Komfortzone für das Gehirn ausmacht und wie sie erschaffen wurde. Das Überlebensprogramm sorgt dafür, dass ein bestimmter Bereich nicht verlassen wird, denn dieser Bereich wurde als sicher klassifiziert. Und auch wenn Sie der Meinung sind, es ginge Ihnen in Ihrer derzeitigen Situation nicht gut, meint Ihr Gehirn etwas anderes, nämlich: „Kenne ich, habe ich schon überlebt, hier bleibe ich!"

Die folgende Abbildung soll Ihnen verdeutlichen, was gemeint ist:

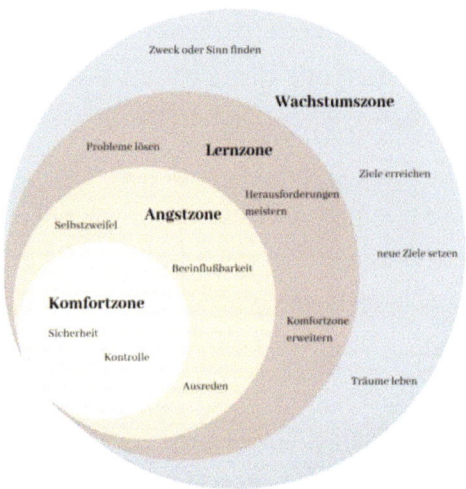

Die **Komfortzone** ist der Bereich, in dem das Gehirn sich in Sicherheit wiegt und scheinbar die Kontrolle über alles hat. Es gibt nichts, was das

Leben bedrohen würde. Und auch wenn dies eine Lebenslage ist, in der Sie sich nicht wohlfühlen, körperlich an diversen Erkrankungen leiden und psychisch nicht ganz auf der Höhe sind, denkt Ihr Gehirn hier immer noch, dass das ja alles schon bekannt ist und bisher nicht dazu geführt hat, dass Sie sterben. Auch wenn Sie da ganz offensichtlich anderer Meinung sind. Ihr Gehirn kalkuliert die Möglichkeiten und mäht jede Ihrer Ideen sofort nieder, weil diese auf Veränderungen beruhen, die in unbekannte Gebiete vordringen würden.

Nun meinen Sie vielleicht, dass dem Gehirn doch auch klar sein müsste, dass zum Beispiel hohes Übergewicht oder Rauchen das Risiko des vorzeitigen Ablebens drastisch erhöhen. Nur versteht Ihr Gehirn diese Sprache leider nicht. Es versteht nur: Habe ich bisher überlebt. Das zu ändern, produziert eine Situation, die gefährlich sein könnte.

Ziehen Sie etwas dann doch ernsthaft in Erwägung, reagiert Ihr Gehirn mit einem Mittel, das meistens wirkt: Angst. Ihr Geist findet das Gehirn lächerlich, weil es ganz offensichtlich ist, dass Sie etwas ändern müssen. Aber das Gehirn ist nicht so gestrickt, dass es bei leichter Gegenwehr einfach so aufgibt. Es bringt sie einfach in die **Angst-**

zone, wo alles noch ein wenig schlimmer wird. Denn zu allem Übel haben Sie jetzt auch noch mit sich selbst zu kämpfen. Ihr Gehirn schickt Ihnen die geballte Ladung an Vorstellungen vom Scheitern, von Schmerz und Versagen, gleichzeitig werden die schon beschriebenen körperlichen Reaktionen in Auftrag gegeben, die Sie dann als Angstzustand wahrnehmen. Sie sehen vor sich nur den Leidensweg und nur in weiter Ferne das Erreichen Ihrer Ziele.

Geben Sie nun immer noch nicht auf, finden sich Möglichkeiten, Ihre Situation mit den haarsträubendsten Begründungen zu rechtfertigen. Außerdem sind Sie bereit, jeden noch so unwahrscheinlichen Ausweg auszuprobieren, um ja nicht die Komfortzone verlassen zu müssen.

Die Angstzone ist übrigens eine der wirtschaftlich bedeutendsten Bereiche der menschlichen Psyche. Kennen Sie sie, wissen Sie auch, an welcher Stelle Sie die Menschen packen müssen, um Ihre Produkte an den Mann oder an die Frau zu bringen.

Sie könnten nun nur schlecht über die Angstzone denken und sich fragen, warum diese überhaupt vor der Lernzone oder der Wachstumszone stehen muss. Aber die Angst ist gar nicht so schlecht wie ihr Ruf. Denn sie ist auch ein Indikator dafür, dass Sie sich auf dem richtigen Weg befinden. Alles, was Sie kennen, befindet sich in der Komfortzone. Und die hat Sie ja augenscheinlich nicht an einen Punkt gebracht, an dem Sie glücklich sind. Also *muss* Ihr Glück *außerhalb* der Komfortzone liegen. Haben Sie Angst, sind Sie also definitiv auf dem richtigen Weg. Ob dieser Weg nun zum gewünschten Ziel führt, ist die Frage. Aber vielleicht ist ein anderes Ergebnis ja auch sehr attraktiv.

In jedem Fall ist es aber so, dass Sie mit Sicherheit in die **Lernzone** gelangen werden, die vor dem Wachstum und dem Erreichen von Zielen steht, wenn Sie sich entschließen, Ihre Ängste zwar wahr- und ernst zu nehmen, jedoch trotzdem die Komfortzone zu verlassen. Denn es ist – wie wir ja sehr früh gelernt haben – noch kein Meister vom Himmel gefallen.

Die Lernzone ist eigentlich der Bereich, den wir am wenigsten mögen. Alte Gewohnheiten aufgeben, neue erschaffen, immer wieder neu auftretende Probleme in Angriff nehmen, täglich neue Herausforderungen ... Die Liste ist schier endlos. Und unser Gehirn wird auch weiterhin nicht müde, sein Bestes zu geben, um uns zur Umkehr zu bewegen. Wenn Sie allerdings durchhalten, wird auch das sturste Gehirn irgendwann begreifen, dass das, was Sie da gerade tun, irgendwie gar nicht so gefährlich ist und eigentlich auch ganz positive Ergebnisse kommen. Und dann wird Ihre Komfortzone plötzlich erweitert. Und erst dann kann echtes Wachstum erreicht werden.

Sie werden irgendwann an dem Punkt ankommen, wo sie sich neue Ziele setzen können, ohne dass Ihr Gehirn in bekannter Weise „Gefahr" schreit. Sie werden Ihre Träume leben, Ihren Horizont erweitern und das erreichen, was Sie schon immer erreichen wollten. Sie werden in der **Wachstumszone** angekommen sein.

Das alles können Sie aber nur dauerhaft in Ihrem Leben installieren, wenn Sie nicht den großen Fehler begangen haben, Ihre Ängste zu ignorieren. Denn weder sind diese dazu da, sie zu verdrängen, noch dazu, ihnen nachzugeben. Sie wollen gehört und bearbeitet werden. Es geht keinesfalls darum, dem Gehirn zu signalisieren, dass es überflüssig ist, sondern Herr über das eigene Leben zu werden, in dem all drei Komponenten ausgeglichen gehört werden und Gewicht haben. Denn Ihr Gehirn ist immer noch dazu da, Ihr Leben sicherer zu machen.

Doch um das zu erreichen, müssen Sie erst einmal wissen, was genau Ihre Ängste sind und worauf sie basieren. Und das ist alles andere als einfach!

Die Angst vor der Angst vor der …

Ängste sind ein kompliziertes Thema, weil sich die meisten Abläufe nicht im Bewusstsein, sondern im Unterbewusstsein abspielen und wir nur das Ergebnis präsentiert bekommen: das Gefühl, was eigentlich kein Gefühl ist.

Wir wachsen in der irrigen Annahme auf, dass wir Gefühle nicht beeinflussen können, tun es jedoch unser gesamtes Leben. Würden wir es nicht tun, wäre unsere Seele mit ihrer unendlichen Liebe zu jeglichem Sein unbeschränkt und wir hätten Friede, Freude, Eierkuchen auf der Welt. Negative „Gefühle" entstehen erst dann, wenn unser Gehirn die Existenz des Körpers bedroht sieht, was – wie wir ja inzwischen wissen – fast ständig der Fall ist. Sie sind enttäuscht? Gut, Sie hatten eine Er-Wartung (kein Tippfehler), die nicht erfüllt worden ist. Es war das, was Ihr Gehirn aufgrund von Prägungen, Werten und errechneten Lösungswegen aus einer Misere als wahrscheinliche und bequemste Möglichkeit errechnet und was nun nicht funktioniert hat.

> **Erwartungen** sind vorausschauende Vermutungen beziehungsweise Annahmen oder Hoffnungen auf Geschehnisse, die für uns angenehm sind. Sie sind vorstellungsmäßige Vorwegnahme von Ereignissen, von bestimmten Denk- und Handlungszielen, die in der Zukunft liegen.

Wenn Sie zum Beispiel erwarten, dass Ihr Partner Ihnen treu ist, ist das ein Wert, der in der Gesellschaft vorherrscht, die Sie umgibt. Sind Sie aber geprägt von Untreue, beispielsweise weil Ihre Eltern von Treue nur wenig hielten, wird Ihr Gehirn wahrscheinlich von Treue ausgehen, während Ihr Unterbewusstsein ein Bild von untreuen Partnern produziert. Nur ein Szenario, warum Ihr Partner Ihnen untreu geworden sein könnte.

Nun sagen Sie vielleicht: „Schön und gut, aber wahrscheinlich ist er einfach ein Scheißkerl. Nicht mehr und nicht weniger!" Richtig, aber Sie haben sich unterbewusst genau diesen Scheißkerl ausgesucht.

Erwartungen sind eigentlich nichts anderes als eine Möglichkeit unseres Gehirns, sich die Welt ein wenig sicherer zu machen und Ängste zu bekämpfen, darum sind sie in diesem Zusammenhang von Bedeutung. Erwartungen engen die Menschen ein, die sich in unserer Umgebung befinden und die von der Erwartung „betroffen" sind. Sie bringen uns in eine Abhängigkeit und somit in eine Opferrolle und schmälern so über kurz oder lang unseren Selbstwert, weil die Wahrscheinlichkeit, dass Erwartungen nicht erfüllt werden, sehr hoch liegt. Machen Sie sich jedoch frei von Erwartungen, befreien Sie sich gleichsam von Ängsten, treten aus der Opferrolle heraus und geben Ihrer Umgebung und dem Universum jede Menge Raum für Entwicklung.

Wie Sie schon merken, sind Erwartungen eine wichtige Komponente des Dickseins, denn ständige Enttäuschungen in Bezug auf Diäten, Reaktionen von Menschen auf das Dicksein usw. produzieren eine immer größere Opferrolle und ebenso Überzeugung, dass sich nie etwas ändern wird.

Nun aber zurück zur Angst. Während Erwartungen nun Annahmen bezüglich der Zukunft sind, sind Ängste genau das, nur dass sie davon ausgehen, dass das Ereignis, was eintreten wird, für uns negativ sein könnte. Irrsinnigerweise gibt es aber auch Ängste, die dann auftreten, wenn eine durchaus positive Entwicklung „droht", nämlich genau dann, wenn vielleicht schon alles Negative erlebt wurde und das Gehirn weiß, dass es das überleben wird, aber weniger einschätzen kann, wie eine positive Wende aussehen würde. Auch ein Austritt aus der Komfortzone im positiven Sinne bringt unser Gehirn zur gewohnten Reaktion: Lieber in der Komfortzone bleiben, als sich in eine potenziell gefährliche Situation begeben. Diese Angstzustände können sich derart intensiv einprägen, dass Menschen irgendwann eine Angst davor entwickeln, Angst zu haben. Ein endloser Kreislauf.

Dabei ist die Angst eigentlich der wertvollste Wegweiser, den Menschen haben. Denn wenn Sie bisher nicht glücklich in Ihrem Leben sind, hilft eigentlich nur, sich aus der Komfortzone zu bewegen. Zwischen Ihnen und dem Prozess mit dem Ergebnis „Glück" steht lediglich die Angstzone. Wenn Sie also keinerlei Angst verspüren, ist es ein Hinweis darauf, dass sich Ihr Gehirn immer noch in vertrauten Gefilden befindet, die Ihnen bis dato wenig weitergeholfen haben. Je größer die Angst, desto größer auch die Chance, eine wirklich weitreichende und intensive Erfahrung zu machen, die ein Meilenstein auf Ihrem Weg ist. Was nun nicht bedeutet, dass Sie ab sofort Ihren Kopf ausschalten und nicht mehr logisch denken sollen. Wenn Sie vor einem Abgrund stehen und Angst haben zu fallen, ist es immer noch sinnvoll, sich die Angst vorher genau zu ansehen, ihre Ursachen zu erforschen und zu dem Ergebnis zu kommen, dass der Körper einen Aufprall aus 100 Metern Höhe nicht überleben würde.

Es ist jedoch ein Unterschied, ob Sie sich von Ihrer Angst leiten lassen und zitternd den Rückweg antreten oder ob Sie Ihre Angst ergründen, die Reaktion des Gehirns verstehen und dann angstfrei einfach ein paar Schritte zurücktreten.

Ich habe mal ein Buch übersetzt, das sich sehr ausführlich mit dem Thema „Angst" auseinandersetzt – „Increase your energy" von Frederick Dodson, erschienen im Franzius Verlag. Dodson erklärt darin eine Methode, die überaus effektiv ist, um das eigene Gehirn dazu zu bringen, Ängste abzulegen und neue Wege zu wagen. Dodson fragt in seinen Coachings seine Klienten, wovor sie Angst haben. Und stellt Ihnen dann die Frage, was passieren würde, wenn genau das einträte. Und er fragt so lange weiter, bis die Antwort nur noch sein kann „Dann ... nichts!"

Es ist sicherlich nicht hilfreich, sich die schlimmsten Situationen, vor denen man Angst hat, bis ins kleinste Details auszumalen, was definitiv kontraproduktiv wäre. Aber es hilft ganz klar, dem Gehirn zu verdeutlichen, dass am Ende nichts passieren kann, was nicht überlebt werden könnte. Selbst wenn es mit dem Tod enden würde: Was würde passieren, wenn man stirbt?

Unsere Ängste drehen sich aber in den seltensten Fällen um Themen, die mit dem Tod enden könnten. Um beim Thema dieses Buchs zu bleiben: Was genau würde passieren, wenn Sie dick bleiben würden? Was, wenn Sie plötzlich dünn wären? Was würde geschehen, wenn Sie als Dicke Ihren Traumberuf ausüben und einfach Model werden würden? Hundert Fehlschläge mit abwertenden Worten der potenziellen Auftraggeber? Und was wäre dann? Sie würden sich gedemütigt fühlen? Und was wäre dann …

Wir haben gelernt, dass bestimmte Erfahrungen schlecht für uns sind. Wir haben chronisch Angst vor Schmerzen, haben ständig Angst vor Ablehnung und Ausgrenzung. Dabei sind Schmerzen etwas, das uns auf Missstände im Körper hinweist und im Regelfall bei korrektem Umgang mit dem Körper wieder behoben werden kann. Und die Angst vor Ablehnung und Ausgrenzung hat ihren Ursprung in unserer Kindheit, wo wir von anderen Menschen abhängig waren, weil wir uns noch nicht selbstständig am Leben erhalten konnten. Machen wir uns den Ursprung unserer Ängste bewusst und durchdenken sie und prüfen sie auf ihre Berechtigung zur jetzigen Zeit, stellen wir schnell fest, dass da genau das ist: NICHTS!

Es ist von immenser Bedeutung, mit Ängsten richtig umzugehen. Weil Ängste unangenehm sind und die Auseinandersetzung mit ihnen aufwändig ist, tendieren wir dazu, ihnen schnell nachzugeben oder sie zu verdrängen. Was bei einigen Menschen zu depressiven Verstimmungen bis hin zu Depressionen führt. Denn Depressionen sind nicht bewältigte Ängste aus der Vergangenheit, die sich so lange angesammelt haben, bis das Fass voll war. Wenn Sie aber so mit Ihren Ängsten umgehen möchten, dass sie verarbeitet sind und Sie in die Lernphase weitergehen können, gilt eine Regel:

> Der erste Schritt ist immer die Akzeptanz!

Sie können Ihre Ängste nicht verarbeiten, indem Sie sie bekämpfen, denn richten Sie Ihre Aufmerksamkeit gegen etwas, schicken Sie Energie in genau die Sache, die sie bekämpfen wollen. Und verstärken sie nur noch.

Sie kennen nun die Abläufe in Ihrem Gehirn und wissen, wie es tickt. Nehmen Sie die Angst an, betrachten Sie sie, als gehörte sie nicht zu Ihnen, ergründen Sie, warum Sie vor genau dieser

Sache Angst haben, und spielen Sie das Spiel „Und was passiert dann?" Wenn Sie wissen, was die Ursache Ihrer Angst ist, und wenn Sie sie aus objektiver erwachsener Sicht betrachten, sie sezieren, in Einzelteile zerlegen und sich bewusst machen, dass Ihnen eigentlich gar nichts passieren kann, werden Sie sehr schnell positive Veränderungen erzielen.

Dicksein hat in fast allen Fällen etwas mit Ängsten zu tun, meistens sogar mir mehr als einer einzelnen Angst. Diese zu ergründen, ist oftmals sehr schwierig, denn es reichen aus Sicht eines Erwachsenen Winzigkeiten aus der Kindheit, um lebenslange Ängste zu verursachen. In Verbindung mit bestimmten Prägungen und Werten werden aus diesen Winzigkeiten Überzeugungen des Unterbewusstseins, dick sein zu müssen.

Das Dick-ich(t)

Es ist fast unmöglich, pauschal bestimmte Typen festzulegen, wenn es darum geht, warum ein Mensch dick ist. Die Ursachen sind so individuell und vielfältig zusammengestellt wie jeder Mensch selbst.

Trotzdem findet man im Dickicht der verschiedenen Kombinationen immer wieder bestimmte Typen. Und ich rede hier nicht von Menschen, die ein kleines Bäuchlein haben.

Da wären zum einen die Menschen, die Essen als guten Freund betrachten. Diese Gruppe ist in unserer Generation die weitaus größte.

Dann gibt es auf der anderen Seite die Menschen, die sich unterbewusst unattraktiv machen wollen, um Schmerz zu vermeiden. Auch diese Gruppe ist größer, als so mancher denken mag.

Und dann gibt es noch die Menschen, die sich einfach vor Schmerz schützen wollen und deren Schutzpanzer nicht nur um die Seele gebaut wurde, sondern sich inzwischen auch im Außen manifestiert hat.

Oft ist es aber so, dass viele Ursachen in Kombination vorhanden sind und das dicke Ich geprägt und hervorgebracht haben. Das ist auch ein

Grund dafür, dass Sie hier kein neues Patentrezept zum Abnehmen finden werden, wie Sie es sich vielleicht erhofft haben. Denn genauso individuell, wie die Konstellation von Werten, Prägungen, Erfahrungen und Ängsten ist, genauso individuell kann auch nur die Lösung sein, um von einem dicken Ich zu einem dünnen Ich zu gelangen.

Eins kann ich Ihnen aber mit Sicherheit sagen: Wenn Sie nicht zu den absolut disziplinierten Kopfmenschen gehören, die sich ein Leben lang selbst maßregeln und zu Verhaltensweisen zwingen können, die ihnen eigentlich gar nicht liegen, werden Sie kaum drum herumkommen, Ihre individuelle Konstellation zu ergründen und auf ganzheitlicher Ebene, also mit Körper, Geist und Seele, neue Glaubensmuster zu erarbeiten und die Steinchen und Ziegel auf Ihrer Glaubensleiste zu verschieben. Indem ich Ihnen aber nun ein paar Beispiele nenne, werden Sie vielleicht verstehen, was bei Ihnen die Ursache ist.

Eigentlich kennen Sie nun schon die wesentlichen Abläufe in Bewusstsein und Unterbewusstsein. Was Ihnen noch fehlt, ist die Erkenntnis über sich selbst und der Ablauf von energetischer Arbeit, ohne die Sie wieder einmal nur bei Materie, also Ihrem Körper, bleiben würden. Beginnen wir also damit, dass Sie sich selbst und Ihren Werten und Prägungen ein wenig näher kommen.

Für die erste Gruppe von Dicken ist Essen ein „guter Freund". Sicherlich gibt es auch dünne Menschen, die sehr gerne essen und für die eine gut zubereitete Mahlzeit ein Fest ist. Aber es gibt auch Menschen, für die Essen eine reine Notwendigkeit ist und die es niemals genießen würden. Sie sind weder krank noch essgestört. Sie haben einfach Essen nie mit positiven Erlebnissen verknüpft.

Und dann gibt es die, die genau das gegenteilige Problem haben: Sie können essen, was sie wollen, und nehmen einfach nicht zu. Ich hatte einen Kommilitonen, der jeden Morgen einen Liter Limo, mindestens fünf Schokoriegeln und eine Box mit drei dick belegten Brötchen ausgepackt hat. Und das war nur seine Ration bis zum Mittag! Er war ein absoluter Lauch und selbst die kleinste Größe schlabberte an ihm herum.

Nun, Dicke, die Essen als „guten Freund" betrachten, sind nicht so gestrickt. Hört man sich Berichte solcher Menschen an, wird man schnell ein bestimmtes Muster erkennen: Im Elternhaus war Essen etwas Besonderes. Gutes Essen war wichtig und bei Familienfeiern bog sich der Tisch immer. Essen war keine Nahrungsaufnahme, es war ein Zeichen von Wohlstand. Manche berichten auch, dass Essen genutzt wurde, um zu belohnen oder zu bestrafen. Hatte man etwas besonders gut gemacht, bekam man eine Tafel Schokolade, war man böse gewesen, musste man ohne Abendessen ins Bett.

Es gibt aber auch andere Konstellationen: Kinder suchen nach Sicherheit im Leben. Nahrung bedeutet für das Gehirn, dass das Überleben gesichert ist. Wenn also Liebe, Zuneigung und Aufmerksamkeit fehlen, wird Essen zu einer Art Sicherheit und wird es meistens auch ein Leben lang bleiben.

Warum Essen als „guter Freund" betrachtet wird, kann also die verschiedensten Gründe haben. Fest steht, dass mangelndes Selbstbewusstsein oder ein Mangel an Eigenliebe dazu führen, dass das Gehirn durch altbekannte Methoden versucht, dies auszugleichen. Erwachsene belohnen sich dann einfach selbst mit einem Stück Torte, einer Schokolade oder ganz viel ungesundem Essen. Oder sie essen, weil es kurzfristig Glücks-(Sicherheits-)gefühle auslöst. Und weil es sich in dem Moment des Essens gut anfühlt, wird immer öfter und immer mehr gegessen. An Aufhören ist nicht zu denken, denn das wird unterbewusst mit

Liebesentzug und dementsprechend der Unsicherheit des Überlebens gleichgesetzt.

Sie merken, dass diese Gruppe sich innerlich immer noch im Gefühl des unsicheren Kindes befindet, das nicht begriffen hat, dass das Überleben gesichert ist und keinerlei andere Personen für das eigene Überleben benötigt werden. Dies ist ein Grundproblem, das die meisten Dicken haben: Sie befinden sich in Bezug auf Liebe, Eigenliebe, Sicherheit und Ausgeglichenheit immer noch in der Kinderzeit und reagieren wie das hilflose Kind. Doch nun zur guten Nachricht: Auch dieses Kind kann erwachsen werden und andere Möglichkeiten finden.

Aber kommen wir zunächst zu einer anderen Konstellation:

Bei der zweiten Gruppe sieht es ein wenig anders aus. Es sind oft Menschen, die in der Kindheit eigentlich gewichtsmäßig nicht besonders auffällig gewesen sind. Sie haben die „normalen" Werte mitbekommen: Attraktivität setzt eine schlanke Figur voraus, gutes Aussehen ist wichtig im Leben usw.

Meist hat das massive Übergewicht angefangen, als ein traumatisches oder sehr schmerzhaftes Erlebnis die Kindheit beendet hat. Manche Frauen waren auch ihr Leben lang schlank, bis ein solches Erlebnis dann im Alter von 30, 40 oder auch älter ihr Leben verändert hat. Gerade bei jüngeren Frauen oder Teenagern kann es sein, dass sie des Öfteren von Männern „benutzt" wurden, sich diese Männer nur für ihren Körper interessiert haben und keine Beziehung wollten. Es kann aber auch sein, dass es innerhalb der Familie sexuellen Missbrauch gab. Auch Vergewaltigungsopfer kennen diese plötzliche Gewichtszunahme.

In diesen Fällen führen die anerzogenen Werte dazu, dass das Unterbewusstsein Übergewicht „produziert", um den Körper unattraktiv zu machen und so einen Schutz gegen weitere Verletzungen aufzubauen.

Ich war erstaunt, als ich regelmäßig die Serie „Mein Leben mit 300 Kilo" ansah und feststellten musste, dass mindestens die Hälfte der Frauen sexuellen Missbrauch in der einen oder anderen Form erfahren haben. Es muss sich dabei noch nicht einmal um schwerwiegende Fälle wie eine Vergewaltigung handeln. Und manchmal reicht es auch vollkommen aus, wenn ein Kind den Missbrauch nicht am eigenen Leib erfährt, sondern eine nahe stehende Person ihn erlebt. Wie schon bei der Glaubensleiste dargestellt, spielt es keine Rolle, von wem die „Ziegelsteine" stammen. Ein eigenes Erlebnis mag eine innere Überzeugung so stark manifestieren, dass sie kaum noch zu verschieben ist. Viele einzelne und vielleicht sogar als unbedeutend eingestufte Ereignisse haben jedoch genau denselben Effekt.

Die dritte Gruppe hat die Weisheit, sich „ein dickes Fell" anzuschaffen, zu wörtlich genommen. Hierbei ist es wohl eher der unbewusste Teil des Gehirns, der auf wenig produktive Art reagiert.

Menschen, die zu oft verletzt werden, lernen auf die eine oder andere Weise, ihr Innerstes zu schützen. Manche werden introvertiert, geben nichts mehr von sich preis – als Konsequenz der Schmerzen. Es gibt andere, die den Schmerz verarbeiten, ihn bewusst bearbeiten, und wieder andere, die mit Verdrängung reagieren.

Dicke, deren Übergewicht als Schutzmauer fungiert, haben irgendwann eine Mauer um erlittene Schmerzen gebaut, die sie nicht verarbeiten konnten oder wollten. Und diese Schutzmauer dient gleichzeitig als Schutz vor noch zu erwartenden Schmerzen. Es kommt also weder etwas heraus noch hinein. Diese Unterbrechung eines vollkommen natürlichen Flusses führt zu einem Stau. Viele haben keinen Zugang zu sich selbst oder kommen an bestimmte schmerzhafte Erinnerungen gar nicht heran. Gleichzeitig ist der Körper ein Spiegel des Inneren und so entsteht das „dicke Fell".

Bei diesen Fällen geht das Übergewicht oft einher mit einer gewissen „Abgestumpftheit", denn tiefe Gefühle können nicht wirklich empfunden werden. Die Mauer funktioniert eben sehr gut in beide Richtungen. Es fällt diesen Menschen sehr schwer, psychischen Schmerz genau zu lokalisieren oder ihn in Form von Tränen herauszulassen. Manchmal können sie auch gar nicht ergründen, warum sie plötzlich traurig oder glücklich sind, denn wenn einmal das Tor zum Innersten geöffnet wäre, könnten sie nicht mehr darüber entscheiden, was genau nun herausgelassen wird, und müssten sich unter Umständen mit dem auseinandersetzen, was sie lange weggesperrt haben.

Viele Erlebnisse, die zu Übergewicht geführt haben, sind dicken Menschen gar nicht bewusst, denn sie haben in der (frühen) Kindheit stattgefunden. Und selbst wenn sie ihnen bewusst wären, würden sie sie als absolut unerheblich einordnen, denn das erwachsene Ich würde sie nicht als problematisch, unverständlich, falsch oder schmerzhaft ansehen. Es kommt jedoch nicht darauf an, was das erwachsene Ich dazu sagt, sondern was das Kind damals davon gehalten hat. Deshalb kann es durchaus sein, dass trotz intensiver Nachforschung wirkliche Ursachen und Gründe für Übergewicht nicht gefunden werden. Versetzt man sich jedoch in das damalige Kind hinein, versteht man sehr schnell, warum das Gehirn den „Auftrag" zum Dicksein gegeben hat.

Ich möchte an der Stelle anmerken, dass nur in sehr seltenen Fällen wirklich ein einziger Punkt ausreicht, um Übergewicht zu produzieren. Vielmehr ist es so, dass es sich wirklich um ein Dickicht an Ursachen, Gründen und Erlebnissen handelt, das es aufzuteilen und gesondert zu bearbeiten gilt. So wird ein selbstbewusstes Kind, das viel Liebe erfahren hat und in Sicherheit aufgewachsen ist, sicherlich nicht dick werden, weil die Eltern eine stressige Phase hatten, in der sie nicht ausreichend Liebe vermitteln konnten. Eine Frau jedoch, deren Kindheit oberflächlich gesehen vollkommen in Ordnung erscheinen mag, die jedoch viel kritisiert wurde und Süßigkeiten als Belohnung bekommen hat, zudem vielleicht noch immer den Satz gehört hat, dass sie mit zwei, drei Kilo weniger ein so hübsches Mädchen sein könnte, wird zu Übergewicht neigen.

Es müssen einige Dinge „stimmen", damit die Grundlage fürs Dicksein gelegt werden kann. Im Regelfall ist es eine Kombination unterschiedlichster Komponenten. Werte, Prägungen und das Kopieren des Umgangs mit bestimmten Situation von den Eltern spielen hier eine Rolle und zusammen.

Dass in der westlichen Welt und gerade in den USA und Europa die Zahl der Dicken ständig zunimmt und auch das Ausmaß des Übergewichts, hat durchaus etwas mit den hier herrschenden Werten in der Gesellschaft und den frühen Erfahrungen der Kinder zu tun. Wenn Sie einmal daran denken, welche Bedeutung in diesen Ländern Äußerlichkeiten und Materielles haben, mag es auf den ersten Blick vielleicht unlogisch erscheinen, dass so viele diesen Maßstäben dann doch nicht entsprechen. Jedoch ist die Hinwendung zu äußerlichen Werten nur auf Kosten einiger wichtiger innerer Werte vonstatten gegangen und so wird fehlende Liebe, mangelnde Anerkennung des Individuums und Bewertung einer Person nach dem, was sie hat, kompensiert. Womit sich die Katze in den Schwanz beißt, denn wer dick ist und nicht den gesellschaftlichen Normen entspricht, wird weniger Anerkennung bekommen, was wiederum kompensiert werden muss. Und so setzt sich bei vielen Menschen eine Abwärtsspirale fort, die sie nicht stoppen können.

Doch wie genau finden Sie nun heraus, was bei Ihnen die Ursache ist?

Die Detektivarbeit

Nichts anderes als Detektivarbeit und „Trial and Error" ist es, wenn man sich auf den Weg begibt, die Ursache für das eigene Übergewicht herauszufinden. Natürlich werden auch Sie auf die eine oder andere Weise altbekannte „Opfersprüche" benutzen, sich vor sich selbst rechtfertigen und dankbar dafür sein, wenn Ihnen ein Arzt bescheinigt, dass eine böse Erkrankung für Ihr Übergewicht verantwortlich ist und nicht Sie selbst. Das ist auch nicht weiter verwerflich, wird Sie aber kein Stück weiterbringen. Doch lassen Sie sich gesagt sein: Auch ein nicht richtig funktionierender Hormonhaushalt, Lipödeme, Stoffwechselstörungen usw. haben eine Ursache, die nicht alleine körperlicher Natur ist.

Jeder, der sich auf die Suche nach den Ursachen begibt, wird irgendwann, wenn es ans Eingemachte geht, vor einer Wand stehen, die er nicht durchdringen kann. Doch glauben Sie mir, Sie werden es schaffen! Ob Sie sich dann mit den Ursachen auseinandersetzen wollen oder inzwischen vielleicht einen Weg gefunden haben, sich selbst so zu lieben, wie Sie sind, und dann entscheiden, es erst einmal bei Ihrem aktuellen Gewicht zu belassen, bleibt alleine Ihnen überlassen.

Zu Beginn dieses Kapitels möchte ich Ihnen jedoch erst einmal eine Geschichte erzählen, die Ihnen verdeutlichen kann, wie komplex die Ursachen sein können, die dazu führen, dass Essen zu einer Sucht und zu tödlichem Übergewicht führt.

Sean ist ein Junge, der als Einzelkind bei Eltern aufwächst, die sich zwar um ihn kümmern, jedoch eine eher ungesunde Beziehung führen. Der Vater ist aggressiv, Sean hat oft Angst vor ihm und versteckt sich, wenn der Vater wütend wird. Es hagelt auch mal Schläge, nicht nur gegen Sean.

Wenn Seans Mutter einkaufen geht, bringt sie ihm Süßigkeiten und Fast Food mit, um ihn zu trösten, anders weiß sie nicht, wie sie für ihn da sein soll.

Als Sean zehn Jahre ist, erkennt die Mutter, was sie sich, aber vor allen Dingen ihrem Kind antut, und verlässt den Vater. Die Scheidung folgt. Sean gibt sich, wie viele Kinder es in dem Alter tun, die Schuld an der Scheidung. Er denkt, er hätte besser sein müssen, perfekter, dann wäre es vielleicht nicht so weit gekommen.

Nun muss Seans Mutter für den Unterhalt selbst aufkommen und arbeitet Vollzeit. Sean ist auf sich alleine gestellt, kommt mittags nach Hause und bedient sich frei am Kühlschrank, den die Mutter aus Schuldgefühlen ihrem Kind gegenüber mit Lebensmitteln füllt, die Sean liebt, die aber alles andere als nahrhaft und gesund sind. Viele Gefühle bewegen Sean: Unsicherheit, Einsamkeit, Schuld, Selbstverachtung ... Die Liste ist lang. Weil er mit seinen Emotionen nicht klarkommt und wahrscheinlich in seinem Alter noch nicht einmal genau bezeichnen kann, was es für Emotionen sind, nutzt Sean den Weg des Trostes, den er kennt: Essen. Bald wiegt er 160 Kilo.

Als Sean mit 20 Jahren stürzt und sich mehrere Bänder reißt, wird er bettlägerig. Und steht nie wieder auf. Seine Mutter versorgt ihn mit Essen und Sean wird dicker und dicker, bis er bei 455 Kilo landet. Mit 26 Jahren war er sechs Jahre nicht einmal außerhalb der Wohnung, ist fast bewegungsunfähig und weiß, dass Essen sein Tod sein wird. Doch er kann es nicht aufgeben und seine Mutter kann ihm die 20 000 bis 25 000 Kcal täglich nicht verweigern.

Als Sean sich in ärztliche Behandlung begibt, um abzunehmen, wird klar, dass die Mutter durchaus ihren Anteil an der Misere trägt, denn sie will unterbewusst gar nicht, dass Sean abnimmt. Es würde für sie bedeuten, den Sohn zu verlieren, der mit seinem derzeitigen Gewicht von ihr abhängig ist. Aber auch als die Mutter stirbt und Sean alleine für seine Ernährung verantwortlich ist, schafft er es nicht, konsequent abzunehmen. Mit einer Magen-OP schafft er es kurzzeitig, circa 200 Kilo abzunehmen, die er aber auch schnell wieder zunimmt.

Nachdem seine Mutter verstorben ist, dauert es nicht lange und Sean stirbt mit nur 29 Jahren an Herzversagen.

Betrachtet man ihn in den Interviews, sieht man, wie sehr er gelitten hat, dass er sich voll bewusst war, dass sein Essverhalten ihn umbringen würde. Und es ist auch klar, dass er wusste, dass Essen für ihn Trost bedeutete und die fehlende Liebe ersetzen sollte. Doch trotzdem schaffte er es nicht, sich zu ändern. In einem seiner letzten Interviews sagte Sean zum wiederholten Male: „Jemand muss mir helfen!"

Warum ich Ihnen gerade diese Geschichte erzähle? Nun, Sean hat keine besonderen Traumata erlitten. Vielleicht war seine Kindheit bis zum zehnten Lebensjahr schwierig, aber sie war nicht von massiver Gewalt geprägt. Und viele Kinder erleben in dem Alter eine Scheidung und sehen ihre Mutter erst am Nachmittag oder Abend. Für sich alleine gesehen, ist keine Komponente eine ausreichende Ursache für dieses massive Übergewicht.

An Sean können Sie erkennen, wie Werte, Prägungen, das eigene Selbstbild und erlernte Verhaltensweisen zusammenspielen. Sean hat in seiner Kindheit ein Bild von sich vermittelt bekommen beziehungsweise es für sich so gedeutet: Das Bild des handlungs- und bewegungsunfähigen Kindes. Ein Bild, das sein Gehirn auf die eine oder andere Weise materialisieren musste.

Natürlich hätte Seans Gehirn auch andere Manifestationen wählen können, doch da Sean keine Liebe bekam und seine Mutter versuchte, diese durch ungesundes Essen in Form von Fast Food und Süßigkeiten auszudrücken, übernahm Sean dies. Die Leere, die in der Wohnung herrschte und seine Unsicherheit verstärkte, war nur an einer Stelle nicht vorhanden: im Kühlschrank. Seine innere Leere füllte er mit dem, was er von seiner Mutter bekam, und das war der Inhalt des Kühlschranks. Mehr Leere, mehr Essen. Und als er bettlägerig wurde, erfasste sein Gehirn, dass dies scheinbar der Schlüssel zu Fürsorge, ständiger Anwesenheit der Mutter und Sicherheit war. Alles zusammen machte einen Mann aus Sean, der mit dem Essen nicht aufhören konnte. Denn obwohl er sich bewusst darüber im Klaren war, dass sein Körper dies nicht mehr lange mitmachen würde, sagte sein Unterbewusstsein: Habe ich immer so gemacht, kenne ich, habe ich bisher überlebt, mache ich weiter. Es gab keinen gangbaren anderen Weg, um das zu bekommen, was Sean wirklich brauchte.

Als die Mutter starb, verlor Sean zwar auch den Menschen, der ihn „fütterte", aber auch die komplette Sicherheit, was er nur mit Essen kompensieren konnte.

Die wenigsten Menschen erreichen das Gewicht und dieses Ausmaß an Bewegungsunfähigkeit von Sean. An seinem Beispiel können Sie aber sehen, dass das Zusammenspiel verschiedenster Einflüsse und Komponenten dazu führen kann, dass Menschen dick werden. Manchmal sind es Winzigkeiten, die sehr prägend sind, manchmal einschneidende Erlebnisse. Doch jedes einzelne Puzzleteil trägt dazu bei. Nur das Gesamtbild führt zur entsprechenden Manifestation im Außen. Und bevor nicht die entsprechenden vorhandenen Werte durch neue ersetzt wurden, Prägungen nicht aufgearbeitet wurden und das eigene Selbstbild sich entsprechend verändert, wird jede Diät erfolglos bleiben.

Wenn Sie nun sagen, dass es aber immer wieder Menschen gibt, die es auf Dauer schaffen, ohne gleich ihr komplettes Leben auf den Kopf zu stellen, dann lassen Sie sich gesagt sein: Nur circa fünf Prozent der stark Übergewichtigen schaffen es, auf Dauer ein gesundes Körpergewicht zu erreichen. Warum? Weil die meisten Dicken sich selbst für disziplinlos und schwach halten und sich dieses Selbstbild dann wiederum im Außen zeigt. Und weil sie eben nur über eine Ernährungsumstellung an das Problem herantreten, nicht aber nach den wahren Ursachen suchen und diese ebenfalls beheben.

Doch wie starten Sie nun Ihre Karriere als Sherlock Holmes und finden heraus, was die Ursachen in Ihrem Leben sind?

- ❖ Nun, zuerst einmal sollten Sie sich selbst gut beobachten, denn Ihr derzeitiges Verhalten gibt Ihnen Hinweise darauf, wonach Sie in Ihrer Vergangenheit suchen sollten. Sind Sie Stressesser? „Gönnen" Sie sich nach einem harten Tag eine Tüte Chips? Oder essen Sie vielleicht, wenn Sie unglücklich sind? Oder einsam? Welches Essen „brauchen" Sie?

Wann „brauchen" Sie es? Und wann ist es Ihnen total egal?

❖ Erforschen Sie Ihre Kindheit! Welchen Stellenwert hatte Essen? Wie wurde mit Ihrer persönlichen „Schwäche" umgegangen? Das können Chips oder Schokolade oder Burger sein. Wie liefen Mahlzeiten ab? Waren sie entspannt und harmonisch? Oder haben Sie alleine gegessen? Welchen Stellenwert hatte Essen für Ihre Eltern?

❖ Überlegen Sie, welche Werte in Ihrer Familie galten und welches Bild Sie von sich selbst vermittelt bekommen haben. Haben Sie eine Kindheit erlebt, in der die Meinung anderer und der äußere Schein wichtiger waren als das eigene Glück? Oder in der finanzielle Sicherheit über alles ging? Wurden Sie nur für Ihre Leistungen anerkannt oder auch für das, was Sie wirklich waren? Zum Selbstbild gehören nicht nur äußere Merkmale. Ganz im Gegenteil: Oft kann es wichtiger sein, sich selbst einmal zu charakterisieren und zu beschreiben, was Eltern und die nähere Umgebung Ihnen über sich selbst und Ihre Eigenschaften mitgegeben haben.

❖ Denken Sie an die Beziehung Ihrer Eltern und daran, wie beide miteinander umgegangen sind. Wie lief die Beziehung zwischen Ihren Eltern ab? Gab es viel Eifersucht? Fremdgehen? Oder eine Scheidung? Welches Bild von Beziehungen haben Sie vermittelt bekommen? Welches Bild vom anderen Geschlecht?

❖ Überlegen Sie, wann genau Sie angefangen habe, so zuzunehmen, dass sie nicht mehr von Babyspeck, sondern von Dicksein reden mussten. Was ist in den Wochen davor passiert? Gibt es irgendein Ereignis, das für Sie schmerzhaft oder prägend war?

❖ Versetzen Sie sich in Ihre Kindheit zurück und überlegen Sie, welche Ereignisse sie stark irritiert, verletzt oder verunsichert haben. Gab es Gewalt? Gab es sexuellen Missbrauch? Denken Sie dabei daran, dass es sich hierbei nicht um schwerwiegende und sich wiederholende Ereignisse handeln muss. Es kann die Hand eines Onkels zu Beginn der Pubertät an einer falschen Stelle gewesen sein,

ein „unbeabsichtigter Kuss" einer Vertrauensperson, der nicht mehr ganz freundschaftlich war. Vielleicht war es aber etwas, das einer Ihnen nahe stehenden Person geschehen ist. Denken Sie immer daran: Was Sie heute vielleicht als unwichtig abtun, kann das Kind von damals falsch eingeordnet und gedeutet haben.

- ❖ Denken Sie an Ihre Träume und Wünsche. Was treibt Sie im Leben an? Sind Sie ein Kopf- oder ein Bauchmensch? Nach was sehnen Sie sich? Und warum haben Sie es bisher nicht erreicht?
- ❖ Schreiben Sie die Werte auf, die in Ihrer Umgebung vertreten waren. Haben Sie sich dagegen gewehrt oder stimmen Sie mit diesen Werten überein?
- ❖ Prüfen Sie die Beziehung zu Ihrem Körper genau. Hatten Sie eine Zeit, in der Sie Ihren Körper zumindest mochten? Wann mögen Sie ihn? Wann lehnen Sie ihn ab? Und warum tun Sie das? Hier reicht es nicht, wenn Sie sagen: „Weil mein Körper dick ist!" Finden Sie dann heraus, warum das Dicksein für Sie so problematisch ist, dass Sie Ihren Körper

ablehnen. Spielen Sie ein lustiges Fragespiel, bis Ihnen keine Frage mehr einfällt.

Beispiel: Ich lehne meinen Körper ab, weil er dick ist. *Warum?* Weil ich keine tollen Klamotten tragen kann. *Warum willst du tolle Klamotten tragen?* Weil ich attraktiv und „in" sein will. *Kann ein dicker Körper nicht attraktiv sein?* Nein, nur schlanke Menschen sind attraktiv. *Wer sagt das?* Die Gesellschaft. Alle. *Und warum willst du attraktiv sein?* Weil ich nur dann meinen Traumpartner bekomme. *Und warum willst du einen Partner?* Weil ich jemanden haben möchte, der mich liebt. *Liebst du dich selbst denn nicht genug???*

Wie Sie sehen, kommen Sie irgendwann auf das eigentliche Thema, Sie müssen nur genug in die Tiefe gehen und fragen.

Es mag noch einige Punkte geben, die hier nicht aufgelistet und vielleicht von Bedeutung sind. Je geübter Sie in Ihrer Detektivarbeit sind, umso zielsicherer werden Sie auch an den bedeutsamen Stellen Ihres Lebens nachforschen.

Auf jeden Fall sollten Sie einige sehr hilfreiche Techniken nutzen, um so weit wie möglich zu den Ursachen vordringen und Ihre Programmierung verstehen zu können.

Meditation

Auch wenn Sie jetzt wahrscheinlich innerlich aufstöhnen: Meditationen sind mit die wertvollsten Mittel, um sich über verschüttete, verdrängte und unbewusste Komponenten des Dickseins bewusst zu werden.

Sie sollen nicht der nächste Dalai Lama werden, aber es wird Ihnen helfen, wenn Sie sich Ihrem Inneren zuwenden, Ihr Gehirn für eine halbe Stunde am Tag zum Schweigen verdonnern und einmal auf das Hören, was Ihre Seele und Ihr Unterbewusstsein Ihnen zusagen haben. Besser: Sie werden es sehen. Denn Seele und Unterbewusstsein bedienen sich nicht der uns bekannten Sprache, sondern nutzen Bilder.

Wenn Sie nun schon auf der Suche nach entsprechenden CDs sind, die Ihnen eine geführte Meditation – am besten noch mit dem Thema „Abnehmen" – liefern, dann hören Sie bitte sofort damit auf. Ihr Gehirn wird sich freuen, wenn es dann doch noch eine Chance bekommt, sich mit gesprochenen Worten und Musik auseinanderzusetzen.

Meditationen sind dann am erfolgreichsten, wenn Sie NICHTS tun. Kein Denken, kein Hören, kein Bewegen ... nichts körperliches oder bewusst Wahrnehmbares auf ganzer Linie. Sie suchen sich einfach eine bequeme Position, in der Ihr Körper nicht irgendwas zu meckern hat, schalten Ihr Handy, die Türklingel, das Telefon und alle anderen möglichen Störfaktoren aus und tun ... nichts!

Am Anfang wird Ihr Gehirn freudig alle möglichen Gedanken schicken, die Sie doch bitte zu Ende denken sollen. Es wird Ihnen wichtige und weniger wichtige Gedanken schicken zu Themen, die Sie dazu bewegen, endlich wieder zuzuhören. Und wenn es nur die Milch ist, die Sie unbedingt kaufen sollten. Betrachten Sie einfach jeden Gedanken wie ein vorbeifahrendes Auto: Es kommt von der einen Seite und fährt zur anderen wieder weg. Sie verfolgen den Gedanken nicht weiter, behandeln auch die nächsten in genau dieser Weise. Irgendwann wird Ihr Gehirn schweigen. Vielleicht am Anfang nur ein oder zwei Minuten, dann aber immer länger. Bis Sie irgendwann Bilder empfangen. Vielleicht aus Ihrer Kindheit, vielleicht erst ein paar Tage alt. Nehmen Sie sie an und zerdenken Sie sie nicht gleich wieder. Sie können sich nach der Meditation noch genug Gedanken darüber machen.

Wenn Sie etwas geübter sind, können Sie auch zu Beginn der Meditation „in Auftrag geben", Bilder zu einem bestimmten Thema zu empfangen. Oftmals kommen dann Bilder, die Sie nicht sofort in Zusammenhang bringen können. Deshalb ist es auch sinnvoll, eine Art Meditationstagebuch zu führen und Bilder aufzuschreiben. Sie können sich sicher sein: Irgendwann werden Sie sie zuordnen können.

Wenn Sie an Ihr Innerstes und unbewusste Abläufe kommen möchten, werden Sie um Meditationen kaum herumkommen. Und vielleicht werden Sie irgendwann feststellen, dass es Ihnen doch sehr gut tut.

Reise zum inneren Kind
Die Arbeit mit dem inneren Kind ist sehr effektiv, aber auch sehr umfangreich. Es würde den Umfang dieses Buchs sprengen, Ihnen alles darüber erzählen zu wollen. Darum werde ich Ihnen nur einen kurzen Abriss liefern, der als Einstieg gut geeignet ist. Wenn Sie sich weiter in dieses Thema einlesen wollen, finden Sie umfangreiche

Literatur in einer breiten Auswahl im Buchhandel.

Berechtigterweise geht man davon aus, dass der Mensch eine Vielzahl von Anteilen besitzt, die einen nicht unerheblichen Einfluss auf sein Leben haben. Dazu zählen der innere Kritiker, der innere Richter, das innere Kind und einige mehr. Es gibt nun Anteile in uns, die überwiegen, die sozusagen zu viel Macht haben und uns deshalb Probleme bereiten. Es ist also von Belang, ob es eine gerechte „Machtverteilung" zwischen diesen inneren Anteilen gibt oder nicht. Wenn ich Ihnen später noch etwas über die energetische Arbeit erzähle, werden wir auf diesen Punkt zurückkommen.

Unser inneres Kind ist nun ein Anteil, der eine besondere Rolle spielt, wenn wir über das Thema „Dicke" reden, denn die entscheidenden Prägungen erhalten wir während unserer Kindheit. Meist jedoch wird das innere Kind sträflich vernachlässigt und nicht ins Erwachsenenleben integriert. Man geht dann einfach davon aus, dass die Kindheit ja vorbei sei und man nun ein ganz anderes Leben führen würde. Mitnichten. Das innere Kind will immer noch glücklich und geliebt sein. Und da alles im Jetzt noch existent ist, kann man auch das immer noch beeinflussen. So die Theorie.

Doch wie macht man das nun am besten in der Praxis? Es gibt hier, wie schon erwähnt, verschiedene Herangehensweisen. Die erste ist für Menschen geeignet, die nicht genau wissen, wann was passiert ist. Sie sollten für alle Methoden wie bei der Meditation in einer entspannten, ruhigen Umgebung eine für Sie angenehme Position einnehmen.

Stellen Sie sich vor, Sie stehen vor einer langen Kellertreppe. Diese gehen Sie nun langsam hinunter. Mit jeder Stufe, die Sie hinabsteigen, entspannen Sie sich mehr und mehr. Unten angekommen, sehen Sie mehrere verschlossene Türen. Hinter jeder dieser Türen befindet sich ihr inneres Kind in unterschiedlichen Altersstufen. Deshalb ist es auch wichtig, dieses Vorgehen zu wiederholen und jede Tür für sich abzuarbeiten.

Wählen Sie aus dem Bauch heraus eine Tür. Denken Sie einfach nicht lange darüber nach. Es kann auch durchaus passieren, dass sich eine Tür nicht öffnen lässt. Erzwingen Sie es nicht und nehmen Sie einfach eine andere. Sie sollten es aber immer wieder versuchen und auch herausfinden, welche Altersstufe sich dahinter befindet. Dies kann ein wichtiger Hinweis sein.

Wenn Sie die Tür geöffnet haben, werden Sie ihr inneres Kind sehen. Nun kommt es darauf an, wie Sie es sehen. Sitzt es, kauert es sich in eine Ecke oder ist es fröhlich und entspannt und rennt auf Sie zu? Zwingen Sie sich ihm nicht auf. Gehen Sie mit ihm um, wie Sie es auch mit einem sich genauso verhaltenden Kind im „wirklichen" Leben tun würden. Manchmal sind mehrere Treffen erforderlich, um das Kind dazu zu bewegen, zu Ihnen zu kommen und sich Ihnen anzuvertrauen oder sich von Ihnen berühren zu lassen. Bleiben Sie am Ball. Ziel ist es, dass das Kind freiwillig mit Ihnen die Kellertreppe hochsteigt und sie es so auf energetischer Basis in ihr Erwachsenenleben integrieren können.

Wie gesagt: Erzwingen Sie nichts, fordern Sie nichts, demonstrieren Sie Liebe, Zuneigung und Verständnis. Dann wird es auch mit der Zeit.

Wenn Sie eine Ahnung haben, was in Ihrer Kindheit bestimmte unerwünschte Prägungen ausgelöst haben mag oder wer Ihnen ein falsches Selbstbild vermittelt hat, dann versuchen Sie eine andere Methode:

Begeben Sie sich mit Ihrem inneren Kind in einen Raum, den Sie so gestalten, wie es für das Kind angenehm ist. Fragen Sie es, lassen Sie es selbst Farben wählen und entscheiden, ob es sitzen oder stehen möchte. Versichern Sie Ihrem inneren Kind, dass Sie es lieben und hinter ihm stehen, was auch immer passiert. Und dann rufen Sie den Menschen dazu, mit dem das Kind das Problem hat. Bitten Sie diese Person zuzuhören, stellen Sie sich hinter das Kind und lassen Sie es sprechen. Es darf alles zu dieser Person sagen, darf über alles reden und auch wütend werden, weinen oder lachen. Wenn alles gesagt ist, entlassen Sie die Person und verabschieden Sie sich liebevoll von Ihrem inneren Kind. Auch hier gilt: kein Zwang, kein Drängen, kein Überreden. Sie werden erstaunt sein, was das alles zutage fördern kann.

Mit diesen Methoden werden Ihnen einige Dinge bewusst, die vorher noch nicht bewusst waren. Und Ihr inneres Kind wird glücklicher und ausgeglichener und von nun an Teil Ihres Erwachsenenlebens sein.

Wie ich schon einmal geschrieben habe, sind manche weltbewegenden Probleme von Kindern für Erwachsene gar nicht mehr nachvollziehbar. Doch es ist wichtig, dass das innere Kind sieht, dass es ihm als Erwachsenem gut geht und dass es erklärt bekommt, warum dieses Problem nun gelöst ist.

Wichtig bei all diesen Methoden ist es, dass Sie sich wohlfühlen. Nehmen Sie Ihre Ängste wahr, verdrängen Sie sie nicht, aber lassen Sie sich auch nicht von Ihnen vereinnahmen. Ängste sind Ihre Wegweiser.

Respektieren Sie Dinge, zu denen Sie noch keinen Zugang haben. Sie werden sich Ihnen mit der Zeit eröffnen. Und hören Sie auf Ihr Bauchgefühl, es ist ein wertvoller Ratgeber.

Sie werden das, was sich in Jahren aufgebaut hat, nicht in wenigen Stunden lösen, aber Sie werden merken, dass Sie sich auf einen Weg begeben haben, der es wert ist, gegangen zu werden.

Und noch ein weiterer Hinweis: Rechnen Sie nicht damit, mit diesen Methoden morgen schlank zu sein. Eine gelöste Blockade ist ein Ziegelstein in einer Mauer, die Stück für Stück abgetragen werden will.

Außerdem ist es so, dass es nicht ausreichend ist, lediglich eine Komponente des Gesamtbildes zu kennen und zu bearbeiten. Dies braucht ebenso Zeit wie die Entwicklung und Festigung neuer Werte und neuer positiver Erfahrungen. Manchmal ist es besser, etwas langsam und stetig zu erreichen, als sich selbst unter Leistungsdruck zu setzen und dadurch wieder neue Probleme zu erschaffen.

Es ist wichtig, dass Sie jedes einzelne Detail kennen, das bei Ihnen dazu geführt hat, dass Sie heute unter Ihrem Übergewicht leiden. Fehlt ein Puzzleteil, werden Sie es mit „Trial and Error" schnell herausfinden.

Werte auf dem Prüfstand

Werte sind nichts, was in Stein gemeißelt und unwiderruflich festlegt wäre. Sie sind abhängig von vielen Faktoren wie Kultur, Lebensraum, Umgebung, Familie, Religion usw. All dies unterliegt einer gewissen Entwicklung. Die Werte, die unsere Großeltern kennengelernt haben, unterscheiden sich mit Sicherheit wesentlich von denen der heutigen jungen Generation. Und es wäre auch schlimm, wenn das anders wäre.

Werte betreffen viele Bereiche unseres Lebens. Sie beziehen sich auf Objekte, Ideen, praktische und sittliche Idealen, Sachverhalte, Handlungsmuster, Charaktereigenschaften, aber auch Gütern und materielle Dinge im Allgemeinen. Es geht um Moral, was gut und was böse ist, was erstrebenswert und was unwichtig.

Gehen Sie erst einmal davon aus, dass alle Werte, die Sie in Ihrem Leben haben, nicht von Ihnen selbst entwickelt wurden. Sie haben Sie übernommen, man hat Sie Ihnen von diversen Seiten durch ständiges Wiederholen und Vorleben beigebracht. Das ist erst einmal nicht weiter tragisch, denn stellen Sie sich einmal das Chaos vor, in dem wir leben würden, wenn wir nicht alle grundlegend gleiche Werte hätten. Doch ist es nicht sehr empfehlenswert, diese Werte nicht zu hinterfragen. Ab einem gewissen Alter und Reifegrad sollte jeder Mensch kritisch die von ihm übernommenen Werte überprüfen und sie gegebenenfalls anpassen.

Derzeit leiden Sie wahrscheinlich unter einem Wert ganz besonders: Attraktive Menschen sind schlank. Äußerlichkeiten haben an Wert zugenommen. Und dabei weiß wahrscheinlich keiner genau, warum das so ist. Trotzdem haben auch Sie diesen Wert übernommen. Und leiden nun darunter, dass Sie selbst etwas als erstrebenswert und wichtig ansehen, was Sie nicht sind. Die Frage ist nur: Ist das wirklich Ihr Wert oder der anderer Menschen? Und wenn es der Wert anderer Menschen ist, warum denken Sie dann, dass Sie danach leben müssten?

Wenn es in einer Gesellschaft den Wert gibt, nicht zu stehlen, zu vergewaltigen und zu morden, hat das durchaus einen Sinn. Es ist von allgemeinem Interesse, dass das Leben und der Besitz anderer respektiert und geschützt wird. Es sichert den Fortbestand der Menschheit und ist logische Konsequenz der christlichen Werte, die unsere Kultur prägen. Der Wert, dass man schlank zu sein hat, entbehrt jedoch jeder Grundlage. Irgendwann in den letzten 100 Jahren wurde Schlanksein einfach immer wichtiger, als Maßstab für moderne, gesunde, erfolgreiche und attraktive Menschen etabliert und Teil eines Hypes um Äußerlichkeiten, die in manchen Fällen schon grotesk sind. Oder finden Sie es wirklich schön, wenn Botox, Silikon und Co. Gesichter bis zur Unkenntlichkeit verunstalten?

Dicksein ist gleichbedeutend mit einer Vielzahl negativer Attribute und da es nicht dem von Ihnen erlernten Wert entspricht, verurteilen Sie sich innerlich selbst und leiden. Denn diese innere Ablehnung sorgt für jede Menge Stress in Ihrem Inneren, auf den das Gehirn wiederum mit wohlbekannten Verhaltensmustern reagiert, die wiederum dafür sorgen, dass Sie zunehmen.

Es führt also kein Weg daran vorbei, dass Sie entweder nach diesem Wert leben oder ihn als das erkennen, was er wirklich ist: Schwachsinn. Es gibt unglaublich viele dicke Menschen, die sehr attraktiv sind. Es gibt hübsche und hässliche Dicke, genauso wie es hübsche und hässliche Dünne gibt. Und der Mensch muss als Gesamtheit von Wesen, Charakter, Verhalten und Aussehen betrachtet werden. Mag sein, dass es Menschen gibt, die mit absoluten Unsympathen leben können, solange die nur gut aussehen beziehungsweise genug Geld haben. Aber finden Sie das erstrebenswert? Möchten Sie mit einem Partner zusammen sein, den es nicht die Bohne interessiert, ob Sie intelligent oder dumm sind? Welche Gedanken und Gefühle Sie haben? Oder was Sie gerade beschäftigt?

Wenn Sie erkannt haben, dass dieser Wert in dieser Form jeglicher Grundlage entbehrt, ändern Sie ihn für sich. Definieren Sie einen neuen Wert, bei dem sowohl Ihr Kopf als auch Ihr Bauch sich wohlfühlt. Einen Wert wie: Attraktiv ist, wer sich innerlich und äußerlich pflegt.

Natürlich kann Schlanksein ein Wert sein, der durchaus seine Berechtigung hat, wenn es um Ihre Gesundheit geht. Deshalb sollten Sie genau prüfen, wie Sie Ihren neuen Wert formulieren.

Auf diese Weise sollten Sie mit allen Werten verfahren, die Sie in Ihr Leben integriert haben. Finden Sie sie, indem Sie sich und Ihr Verhalten intensiv beobachten, hinterfragen Sie, woher dieser Wert kommt und ob er für Sie einen Sinn macht, hören Sie auf Kopf und Bauch und passen Sie Ihren Wert an. Vor allen Dingen in Bezug auf Mahlzeiten, bestimmte Lebensmittel und Ernährungsweisen sollten Sie einmal überprüfen, welche Werte Sie erlernt haben und ob Sie diese nicht einmal neu definieren sollten. Denken Sie dabei immer an die Glaubensleiste, auf der Ihre alten Werte festzementiert sind. Je mehr Ereignisse Sie sich in Erinnerung rufen, die diese Werte bei Ihnen gefestigt haben, umso besser. Denn nur so können Sie die Ziegelsteine lockern und auflösen, indem Sie für Ihr Gehirn widerlegen, dass dieser Wert richtig ist.

Wenn in Ihrer Familie zum Beispiel an Geburtstagen immer mehrere Torten und ein für eine Armee ausreichendes Buffet aufgefahren wurde und Sie heute immer noch nach der Devise leben „Viel zu viel ist Pflicht", dann versetzen Sie sich zurück in diese Zeit, prüfen Sie, ob alle wirklich glücklich mit diesem Wert waren oder ob es Menschen gab, die unter diesem Wert gelitten haben, weil sie vielleicht alles kochen mussten oder hinterher zwei Wochen lang Nudelsalat essen mussten oder hunderte von Euro in die Mülltonne gekippt haben. Vielleicht hatte Sie Bauchschmerzen von zu viel Torte?

Was immer es auch war, Sie wissen, dass dies kein Wert ist, der wirklich Sinn macht. Definieren Sie ihn neu: „Es ist in ausreichendem Maße alles vorhanden."

Bei vielen Werte, aber vor allen Dingen bei deren Neudefinition werden Sie von Ihrem Gehirn mit Angst belohnt werden. Warum? Weil Sie sich in erster Linie aus der Komfortzone bewegen und dann auch noch das Risiko eingehen, nicht mehr angepasst zu sein. Der Wert „Es ist wichtig, was andere über mich denken" ist in den meisten von uns sehr bestimmend. Doch denken Sie daran: Es heißt nicht „Liebe deinen Nächsten", sondern „Liebe deinen Nächsten WIE DICH SELBST". Hier ist nicht die Frage, ob zuerst das Huhn oder das Ei existierte, sondern hier kommt die Eigenliebe zuerst, aus der heraus dann die Nächstenliebe entstehen kann. Auch ein Wert, den die meisten Menschen nicht gelernt haben.

Streichen Sie also vorerst einfach die Werte:

- ❖ Was sollen denn die Leute denken?
- ❖ Eigenlob stinkt
- ❖ Denk mal an andere
- ❖ Zuerst die anderen, dann ich selbst

Glauben Sie mir, wenn Sie sich selbst akzeptieren und lieben, kommt der Rest von ganz alleine. Sie sollen nicht zum Egoisten werden, aber Sie sollen sich selber lieben und respektieren und in erster Linie darauf achten, dass es Ihnen gut geht. Denn das haben Sie zu lange nicht getan.

Wichtig zu erwähnen ist, dass neue Werte auch Ziegelsteine brauchen. Es ist also von Bedeutung für Sie, dass Sie nicht nur einen neuen Wert definieren, sondern Ihr Gehirn mit Beweisen dafür füttern. Positive Erfahrungen und entsprechende Belege im Außen machen sich als Ziegelstein immer gut.

Haben Sie zum Beispiel den Satz „Jeder Mensch, ob dick oder dünn, ist attraktiv!" als neuen Wert definiert, denken Sie über Erlebnisse nach, in denen Ihnen das gezeigt worden ist. Haben Sie mit jemandem geflirtet, hat Ihnen jemand gesagt, wie toll Sie sind oder wie hübsch er Sie findet? Schauen Sie sich Fotos von Plus Size Models an und führen Sie sich vor Augen, wie erfolgreich diese sind. Es gibt viele Möglichkeiten, eine Vielzahl von neuen Ziegelsteinen um diesen Wert zu bauen.

Die Sache mit der Liebe

Es ist schwierig, sich selbst in einer Welt zu lieben, die voller Werte ist, denen man nicht entspricht, und die Eigenliebe jahrhundertelang mit Egoismus gleichgesetzt hat. Doch Eigenliebe, zumindest ein gewissen Maß davon, ist eine Grundvoraussetzung dafür, dass Sie sich in Ihrem Körper – ob dick oder dünn – wohlfühlen. Oder warum glauben Sie, dass die allgemein als größten Sexbomben der Welt angesehenen Menschen immer noch ein Problem mit ihrem Körper haben?

Nun werden Sie wahrscheinlich sagen: Wie soll ich mich denn lieben, wenn ich meinen Körper absolut nicht mag und der doch auch objektiv gesehen nicht schön ist?

Haben Sie Kinder? Und ist Ihr Kind perfekt? Wahrscheinlich nicht. Auch Eltern von Kindern, die absolut nicht gut aussehen, vielleicht total schwierig sind und über Charakterzüge verfügen, die sie verabscheuungswürdig finden, lieben diese. Sie würden niemals Liebe vom Aussehen eines Menschen abhängig machen. Aber bei sich selbst tun Sie es?

Eigenliebe hat nichts mit Ihrem Körperumfang zu tun. Sie akzeptiert, respektiert, versteht. Sie bedeutet einen achtsamen Umgang, Vertrauen und Verzeihen. Sie braucht Ehrlichkeit, Wertschätzung und Loyalität.

Bei wie vielen dieser Punkte können Sie sagen, dass Sie sie sich selbst gegenüber erfüllen? Akzeptieren Sie sich in allen Bereichen so, wie Sie sind? Gehen Sie achtsam mit sich um? Können Sie sich verzeihen, wenn Sie einen Fehler gemacht haben? Und sind Sie sich selbst gegenüber ehrlich?

All diese Punkte sind nicht von Ihrer Körperform abhängig, vielmehr ist Ihre Körperform von der Erfüllung dieser Punkte abhängig. Sie können den Weg zum Schlanksein kämpfend gegen Ihren Körper, Ihren Geist und Ihre Seele gehen und darauf hoffen, zu den fünf Prozent der Menschen zu gehören, die es auf Dauer schaffen, schlank zu sein – wohlgemerkt unter lebenslangen Einschränkungen und mit ausreichender lebenslanger Disziplin – oder Sie können damit beginnen, sich selbst zu lieben und den Weg gemeinsam mit diesen Anteilen gehen. Und dann auf Dauer glücklich und zufrieden mit sich selbst in einem Körper leben, der gesund ist und sich wohlfühlt – sei es nun mit oder ohne den idealen BMI.

Eigenliebe beginnt damit, dass Sie aufhören, ständig gegen sich selbst zu kämpfen, sich ständig niederzumachen, sich in Vorwürfen gegen sich selbst zu ergehen und die Tücher von den Spiegeln entfernen. Sie beginnt damit, dass Sie sich kennenlernen, sich Zeit für sich nehmen, sich liebevoll betrachten und sich loben für das, was Sie bisher in Ihrem Leben geschafft haben.

Es gibt viele Methoden, Eigenliebe und Selbstbewusstsein zu lernen. Auch dieses Thema würde den Rahmen dieses Buchs sprengen. Und es ist sicherlich eines der schwierigsten Herausforderungen auf dem Lebensweg. Manche Menschen sind nach außen hin so selbstbewusst, dass Sie niemals an ihrer Eigenliebe zweifeln würden. Und dennoch fehlt sie. Verwechseln Sie Eigenliebe nicht mit Selbstbewusstsein. Denn das ist sie nicht.

Auch in diesem Buch möchte ich ein von mir gern genutztes Zitat zum Thema Eigenliebe bringen, das mir selbst lange Zeit als Leitfaden gedient hat. Es stammt aus Charlie Chaplins Rede zu seinem 70. Geburtstag:

Als ich mich selbst zu lieben begann,
konnte ich erkennen, dass emotionaler Schmerz und Leid
nur Warnungen für mich sind, gegen meine eigene Wahrheit zu leben.
Heute weiß ich: Das nennt man AUTHENTISCH SEIN.

Als ich mich selbst zu lieben begann,
verstand ich, wie sehr es jemanden beeinträchtigen kann,
wenn ich versuche, diesem Menschen meine Wünsche aufzuzwingen, auch wenn ich eigentlich weiß, dass der Zeitpunkt nicht stimmt und dieser Mensch nicht dazu bereit ist – und das gilt auch, wenn dieser Mensch ich selber bin.
Heute weiß ich: Das nennt man RESPEKT.

Als ich mich selbst zu lieben begann,
habe ich aufgehört, mich nach einem anderen Leben zu sehnen
und konnte sehen, dass alles um mich herum eine Aufforderung zum Wachsen war.
Heute weiß ich, das nennt man REIFE.

Als ich mich selbst zu lieben begann,
habe ich verstanden, dass ich immer und bei jeder Gelegenheit,
zur richtigen Zeit am richtigen Ort bin und dass alles,
was geschieht, richtig ist – von da an konnte
ich gelassen sein.
Heute weiß ich: Das nennt man SELBSTVERTRAUEN.

Als ich mich selbst zu lieben begann,
habe ich aufgehört, mich meiner freien Zeit zu berauben,
und ich habe aufgehört, weiter grandiose Projekte für
die Zukunft zu entwerfen. Heute mache ich nur das,
was mir Spaß und Freude macht, was ich liebe
und was mein Herz zum Lachen bringt, auf meine
eigene Art und Weise und in meinem Tempo.
Heute weiß ich, das nennt man EINFACHHEIT.

Als ich mich selbst zu lieben begann,
habe ich mich von allem befreit, was nicht gesund für
mich war,
von Speisen, Menschen, Dingen, Situationen und von
Allem, das mich immer wieder hinunterzog, weg von
mir selbst.
Anfangs nannte ich das „Gesunden Egoismus",
aber heute weiß ich, das ist SELBSTLIEBE.

Als ich mich selbst zu lieben begann,
habe ich aufgehört, immer recht haben zu wollen, so habe ich mich weniger geirrt.
Heute habe ich erkannt: das nennt man BESCHEIDENHEIT.

Als ich mich selbst zu lieben begann,
habe ich mich geweigert, weiter in der Vergangenheit zu leben
und mich um meine Zukunft zu sorgen. Jetzt lebe ich nur noch in diesem Augenblick, wo ALLES stattfindet, so lebe ich heute jeden Tag und nenne es ERFÜLLUNG.

Als ich mich zu lieben begann,
da erkannte ich, dass mich mein Denken armselig und krank machen kann. Doch als ich es mit meinem Herzen verbunden hatte, wurde mein Verstand ein wertvoller Verbündeter.
Diese Verbindung nenne ich heute WEISHEIT DES HERZENS.

Wir brauchen uns nicht weiter vor Auseinandersetzungen,
Konflikten und Problemen mit uns selbst und anderen fürchten,
denn sogar Sterne knallen manchmal aufeinander und es entstehen neue Welten.
*Heute weiß ich: **DAS IST DAS LEBEN !***

Dem gibt es nach meinem Dafürhalten kaum etwas hinzuzufügen. Chaplin hat in dieser Rede einfach alles gesagt, was es zum Thema Eigenliebe zu sagen gibt. Und auch wenn es nur ein relativ kurzer Text ist, enthält er doch mehr Herausforderungen, als man auf den ersten Blick meinen würde.

Wenn Sie anfangen, sich selbst wie Ihren besten Freund oder Ihre beste Freundin zu behandeln, sich Zeit für sich selbst nehmen und sich jeden Tag ein wenig mehr Beachtung schenken, ist dies sicherlich ein guter Anfang.

Die Macht der Energie

Wir haben seit Jahrhunderten den Fokus auf Materie gelegt. Die Wissenschaft hat alles Materielle auf dieser Welt und über diese Welt hinaus erforscht und wir kennen die kleinsten Partikel und ihre Funktionsweise.

Es ist einfach für uns, mit dem Auto von A nach B zu fahren, jedoch wissen wir nicht, wie wir in unserem eigenen Leben von A nach B kommen. Einfach weil wir zwar den Teil des Weges kennen, den wir *tun* müssen, nicht aber den Teil, den wir *denken und fühlen* müssen. Geht es um die Wirkung der Energien, die wir den gesamten Tag aussenden, werden wir plötzlich zu I-Männchen, die ihre ersten Buchstaben malen.

Das alles hat seinen Ursprung in einer Zeit, in der der spirituelle und geistige Weg nur Klerikern vorbehalten war und jeder Versuch, sich selbst weiterzuentwickeln, im Keim erstickt wurde. Also haben sich die Menschen auf das konzentriert, was ihnen möglich war: Materie.

Doch nun ist es anders und immer mehr Menschen stellen fest, dass nur eine ganzheitliche Sichtweise der Dinge zum Erfolg führt. Heilpraktiker beziehen den ganzen Menschen mit ein,

Firmeninhaber sorgen dafür, dass sich ihre Angestellten wohlfühlen und der Arbeitsplatz möglichst individuell gestaltet wird, und Ärzte erkennen, dass ohne die entsprechende psychische Grundlage körperliche Heilung wenig Aussicht auf Erfolg hat.

Es ist erstaunlich, wie wenig Menschen bisher in der Lage waren, ihre eigene Energie zu nutzen. Während wir, wenn wir Durst haben, zielgerichtet in den Supermarkt gehen, eine Flasche Wasser kaufen, sie aufschrauben, die Flasche zum Mund führen und das Wasser hineinschütten und nebenbei noch wissen, dass wir schlucken müssen, haben wir keinerlei Ahnung davon, wie wir es anstellen sollen, ein glückliches und erfülltes Leben zu führen. Wir stopfen uns mit negativen Gedanken voll, lassen es zu, dass die wenigen „Wissenden" Energien nutzen, um uns dazu zu bekommen, das zu tun, was sie wollen, und verhalten uns wie ein Steuermann, der sein Schiff einfach treiben lässt und sich dann wundert, dass er in Timbuktu anstatt in New York ankommt.

Steigen Sie in ein Taxi und überlassen es dem Taxifahrer, wohin er Sie fährt? Nein, Sie würden ihm immer ein klares Ziel geben. Aber warum tun Sie das dann nicht auch mit Ihrem Leben?

Das Gehirn der meisten Menschen freut sich den ganzen Tag wie Bolle, weil es keinerlei Einschränkungen unterliegt. Es kann schalten und walten, wie es will, kann alle möglichen Szenarien durchspielen, uns in der bekannten Komfortzone halten und weitestgehend bestimmen, was wir tun oder eben auch nicht. Doch ist das normal?

Stellen Sie sich vor, Sie wohnen in einem schönen Haus. Und Sie lassen den ganzen Tag die Haustür auf. Nicht nur die Haustür, auch die Kellertür und die Terrassentür. Einfach alles. Durch Ihre Haustür kommen Freunde und Nachbarn und bedienen sich an Ihrer Bar und am Kühlschrank. Durch die Terrassentür kommen Jugendliche, die einen Ort zum Treffen brauchen und nun Ihr Wohnzimmer belagern. Und dann ein paar weniger nette Gestalten, die Ihr Haus ausräumen. Und durch den Keller kommen irgendwelche Menschen, die sich häuslich einrichten, weil es ihnen in Ihrem Haus so gut gefällt.

Der Vergleich mag an manchen Stellen hinken, doch so oder so ähnlich verfahren die meisten Menschen auch mit Gedanken und Informationen, die den gesamten Tag auf sie einströmen. Sie lassen einfach alle Gedanken zu, steuern sie nicht, nehmen Informationen unreflektiert auf und fühlen sich machtlos ihren eigenen „Gefühlen", Zwängen und Gedanken ausgeliefert.

Wie oft haben Sie eigentlich schon den Satz gesagt: „Ich kann einfach nicht anders!" Lassen Sie sich gesagt sein: Sie KÖNNEN! Sie entscheiden, in welche Richtung Ihre Gedanken gehen. Sie entscheiden, ob Sie auf Ihren Kopf hören oder nicht. Sie entscheiden, ob Sie einen Gedanken weiterverfolgen oder ihn beiseiteschieben. Und Sie entscheiden, welche Gedanken, Glaubenssätze und Werte andere Menschen in Ihnen platzieren.

Ein ganz einfaches Beispiel: Sie schauen sich abends auf dem Sofa einen Film an. Natürlich lassen Sie die Werbung über sich ergehen. Geht ja nicht anders. Oder Sie zappen durch die Fernsehkanäle. Aber da die meisten Sender sich ja inzwischen abgesprochen haben, ist es wahrscheinlich, dass Sie auf die eine oder andere Art bei Werbung landen. Sie sehen eine glücklich Familie am Frühstückstisch, die zufrieden ihr Brot mit Nuss-Nougat-Creme verziert. Vielleicht denken Sie sogar: Was für eine blöde Werbung. Ihr Gehirn denkt das aber nicht. Ihr Gehirn nimmt wahr: Diese Nuss-Nougat-Creme steht für eine glückliche Familie. Und wenn Sie das nächste Mal einkaufen gehen, werden Sie, falls Sie solche Cremes nicht ablehnen, wahrscheinlich diese Marke kaufen.

Sie haben es zugelassen, dass eine mehr oder weniger gute Werbeagentur Ihnen im Auftrag eines Großkonzerns, den Ihre Gesundheit und vor allen Dingen Ihr Familienglück wenig interessiert, Ihnen einen Ziegelstein um Ihren Glaubenssatz legt, dass diese Nuss-Nougat-Creme glücklich macht. Und Sie werden in den nächsten Tagen wieder und wieder diese Werbung sehen. Denn wie wir ja nun wissen, ist ein Ziegelstein nicht wirklich sicher.

Wenn Sie sich nun fragen, was Sie anderes tun können, als den Fernseher während der Werbung auszumachen, hier die Lösung: Werden Sie sich bewusst, was man da mit Ihnen versucht zu machen, denken Sie wie die Werbeagentur, sagen Sie Ihrem Gehirn, dass das vollkommener Schwachsinn ist und eine Nuss-Nougat-Creme keinesfalls eine glückliche Familie produziert, und erklären Sie Ihrem Gehirn, warum dieses Produkt total schlecht für Ihre Gesundheit und folglich auch für Ihr Glück ist. Sie werden den Ziegelstein sofort gelockert und den Glaubenssatz auf der Leiste verschoben haben.

Hinterfragen ist das halbe glückliche Leben! Beobachten Sie, was Sie den gesamten Tag an Informationen unbewusst aufnehmen, was man Ihnen versucht unterzujubeln und wo man Ihnen überall Werte einhämmert, die nicht Ihre eigenen sind. Und wenn Sie sich das bewusst gemacht haben, fragen Sie, ob all das eine Berechtigung hat oder einfach nur der Versuch ist, etwas in Ihnen zu festigen, was einzig und allein dem Glück anderer dient. Oder deren Geldbeutel.

Bewusstmachung ist der Schlüssel zu vielen Lösungen, vor allen Dingen dann, wenn es in einer Konsumgesellschaft um das Thema „Dicksein" geht. Schließen Sie also lieber Ihre Haustür und entscheiden Sie vorher, ob Sie denjenigen, der da gerade anklopft, auch wirklich hereinlassen möchten!

Kommen wir zurück auf Ihre Gedanken: Es ist von immenser Bedeutung, dass Sie Ihre Gedanken bewusst wahrnehmen, verstehen, warum Ihr Gehirn sie gerade denkt, und dann bewusst entscheiden, ob Ihnen diese Gedanken dienlich sind. Sind sie das nicht, lassen Sie diese Gedanken ziehen und denken Sie bewusst in eine andere Richtung. Ihr Gehirn wird anfangs vielleicht ein wenig verwirrt und störrisch reagieren und Sie immer wieder mit den nicht erwünschten Gedanken konfrontieren, aber es wird sich bald ein Automatismus einstellen und eine Routine, mit der auch Ihr Gehirn klarkommt. Wenn Sie einmal einen schlechten Tag haben und „automatisch" alles wahrnehmen, was Sie in dem Gedanken bestätigt, dass dieser Tag einfach etwas für die Mülltonne ist, achten Sie bewusst auf schöne Dinge und Sachen, die gut laufen. Richten Sie Ihr Augenmerk auf alles Positive, auch wenn Ihr Gehirn immer wieder die Bestätigung sucht, dass der Tag schlecht ist. Sie werden sehen, dass sich auch der schlechteste Tag so in einen zumindest akzeptablen verwandeln kann. Und das sind nur die kleinen Dinge. Was, wenn Sie so auch mit Ihren allgemeingültigen Gedanken über sich selbst verfahren?

Und damit Sie nicht wie der Mensch im Taxi sind, der dem Taxifahrer kein Ziel vorgibt, ist es wichtig, dass Sie zuerst herausfinden, was genau Sie erreichen möchten.

Nur mit einem klar definierten Ziel können Sie auch entscheiden, welche Gedanken Ihnen dienen und welche nicht. Eine klare Zielsetzung, die für Kopf und Bauch gleichermaßen stimmig ist, ist die Grundlage des Erfolgs. Es wäre sonst auch kaum möglich, Erfolg messbar zu machen. Denken Sie immer daran:

> Gedanken sind Energie, die in eine Richtung geschickt wird!

Und diese Energie ist mächtiger, als es so mancher Mensch vermuten würde. Es gibt einen wundervollen Spruch, der die Macht der Gedanken perfekt beschreibt:

Achte auf deine Gedanken, denn sie werden Worte.
Achte auf deine Worte, denn sie werden Handlungen.
Achte auf deine Handlungen, denn sie werden Gewohnheit.
Achte auf deine Gewohnheiten, denn sie werden dein Charakter.
Achte auf deinen Charakter, denn er wird dein Schicksal.

Nach Charles Reade

Bei der energetischen Arbeit beginnt alles beim richtigen Denken, denn wie wir ja nun wissen, folgt die Energie der Aufmerksamkeit. Richten Sie Ihre Aufmerksamkeit auf Ihre Ängste, ist es wahrscheinlicher, dass diese auch Realität werden, denn die Energie, die Sie damit auf das Thema Ihrer Angst richten, ist stark. Angst ist generell sehr energievoll. Und so ist es bei den meisten negativen „Emotionen", die wir empfinden. Denke Sie alleine einmal an Wut oder Zorn. Es gibt kaum etwas, das mehr Energie freisetzen würde! Wenn Sie diese Energie so nutzen und steuern, dass es Ihnen hilft, Ihre Ziele zu erreichen, verfügen Sie über alles, was Sie brauchen.

Wichtig bei diesen Zielsetzungen ist es jedoch, dass Sie sie richtig formulieren. Denn die meisten Menschen wissen zwar sehr genau, was sie *nicht* wollen, weniger aber, was genau sie wollen. Und hier kommt die nächste Regel, die Sie beherzigen sollten:

> Das Universum kennt kein „nicht"!

Dieser Satz bedeutet etwas sehr Einfaches: Ob Sie etwas wollen oder nicht wollen, spielt für das Universum keine Rolle. Heißt also, dass es keinen Unterschied macht, ob Sie denken, dass Sie dick sind, oder denken, dass sie nicht dick sein wollen. In beiden Fällen wird die Energie auf das Dicksein gerichtet. Diese Erfahrung machen zum Beispiel auch Kinder, die in einer Familie aufwachsen, in der Gewalt an der Tagesordnung steht. Während die Tochter sich vornimmt, nie einen Mann zu heiraten, der gewalttätig ist, nimmt sich der Sohn vor, nie so zu werden wie sein Vater. Und nun dürfen Sie dreimal raten, was genau passiert.

Wollen Sie die Energie in die richtige Richtung lenken, sollten Sie klar formulieren, was genau Sie wollen. Hätte die Tochter in Gedanken immer wieder formuliert, dass sie einen liebevollen Mann will, der sie als gleichberechtigten Partner ansieht, sie mit Respekt und Liebe behandelt und glücklich macht, hätte sie wahrscheinlich etwas anderes in ihr Leben gezogen.

Natürlich spielen hier viele Faktoren eine Rolle. Und die meisten haben wir schon behandelt. Werte, Prägungen, Glaubenssätze ... Aber eben auch das richtige Denken!

Wenn Sie jetzt sagen: „Das kommt mir irgendwie bekannt vor!", haben Sie vollkommen recht. Es gibt ein paar sehr erfolgreiche Bücher, die sich genau mit dieser Thematik beschäftigen. Und sie alle haben jede Menge Wahrheiten in sich. Doch es gibt auch einen guten Grund, warum diese neuen Wundermethoden bei den meisten Menschen scheitern.

Nehmen wir das Buch „The Secret". Ein absoluter Hype um dieses Buch brach in den USA, aber auch in Europa nach der Vorstellung durch Oprah Winfrey aus, die allen sagte, dass dieses

System funktionieren würde. Und ja, alles darin ist wahr. Und trotzdem scheitern die meisten Leser an einem winzigen Punkt.

In Büchern wie „The Secret" wird vermittelt, dass man das, was man sich wünscht, einfach beim Universum bestellen und dann glauben soll, dass es auch kommt. Man soll sich dann vorstellen, wie es ist, wenn das Bestellte da ist, wie man damit lebt, welche tollen Gefühle das auslöst. Und man soll so leben, als wäre es schon da. Und es loslassen. Und dankbar dafür sein.

Einer oder vielleicht sogar mehrere Punkte sind hier problematisch. Man kann unserem Gehirn nicht einfach vorschreiben, an etwas zu glauben. Ein Grund auch, warum Mantras und Affirmationen mit Bedacht gewählt werden müssen. Unser Gehirn ist gerne bereit, einige Sachen als mögliches Ereignis anzunehmen. Bei „Bestellungen beim Universum", die aber für das Gehirn total unglaubwürdig und abwegig sind, sagt uns unser Gehirn: „Sag mal, willst du mich eigentlich für dumm verkaufen?" Da können Sie sich dann den Glauben einreden, solange Sie wollen, es funktioniert einfach nicht.

Wenn man das aber noch gerade so hinbekommt, wird es für die meisten Menschen schwierig, sich beim „Leben, als ob es schon da wäre" wirklich auf das Positive zu konzentrieren. Was viele Menschen hier falschmachen ist, ungeduldig zu warten und immer noch traurig über den Mangel dieser Sache zu sein. Und dieses Konzentrieren auf den Mangel verursacht einen noch größeren Mangel, anstatt das Bestellte kommen zu lassen. Und nebenbei erwähnt, haben die meisten von uns so ihre Probleme mit dem Thema „Loslassen". Vor allen Dingen dicke Menschen sind darin alles andere als gut.

Natürlich wird eine Oprah Winfrey wenig Probleme damit haben, daran zu glauben, dass sie nächste Woche eine Million Dollar mehr auf dem Bankkonto haben wird. Wer aber tagtäglich am Minimum lebt, wird Ungeduld, Warten und schlechte Gefühle, weil er nicht genug zu essen im Haus hat, kaum in den Griff kriegen.

„The Secret" und andere Methoden arbeiten mit dem Gesetz der Anziehung und gehen davon aus, dass unsere inneren Zustände in unserem äußeren Leben gespiegelt werden und dass man diese Zustände folglich nur verändern muss, um das äußere Leben zu führen, was man führen will. Und das ist vollkommen richtig so. Nur ist es leider nicht ganz so einfach, dieses Gesetz anzuwenden, wie wir in diesen Büchern lesen. Vielleicht funktioniert es sehr gut bei Dingen, die weniger komplex und tief verankert sind als unser Dicksein. Um aber einen inneren Zustand herzustellen, der im Außen einen dünnen Menschen widerspiegelt, bedarf es etwas mehr als das. Es geht hier nicht „nur" um einen Glaubenssatz, sondern um tausende von Ziegelsteinen um einen Glaubenssatz herum, die gegen einen einzigen Ziegelstein antreten.

Wenn Sie beispielsweise viele Morgen mit Kopfschmerzen aufgewacht sind, weil Sie wieder mit Kopfhörern eingeschlafen sind, aus denen Botschaften ertönten, die Ihrem Unterbewusstsein ein dünnes Ich suggerieren sollen, wird es Sie nach dem bisher nun Erlernten nicht weiter verwundern, dass sich nur wenig an Ihrem Gewicht getan hat. So oft Sie auch den Satz gehört haben, dass Sie dünn, schlank und attraktiv sind, so oft haben Sie den auch wieder zerstört, indem Sie morgens vor dem Spiegel abschätzig auf Ihr Spiegelbild geschaut haben und sich selbst mitgeteilt haben, dass Sie so was von gar nicht attraktiv sind. Ihre Lösung sollte also nicht sein, nun auch noch tagsüber die Kopfhörer ins Ohr zu stecken, sondern vielmehr, das Gehörte zu verstärken, indem Sie an sich selbst Dinge finden, die Sie attraktiv finden.

Lernen Sie, Ihre Gedanken zu steuern und auf das Positive zu richten. Treten Sie aus der Opferrolle, übernehmen Sie die Verantwortung für Ihr Tun und Denken und entscheiden Sie, von nun an nur noch das zu denken, was Ihnen dienlich ist. Und Gedanken über Ihre Unzulänglichkeiten, die lediglich als Rechtfertigung dafür dienen, sich aus der Eigenverantwortung zu ziehen, sind es nicht.

Was würden Sie Ihrer besten Freundin sagen, wenn diese zu Ihnen käme und Ihnen sagen würde, dass sie dick und hässlich ist und deshalb nie einen netten Mann abbekommen würde? Würden Sie Ihr sagen, dass sie total recht hat und besser gleich auf ein Leben als alte Jungfer einstellen soll oder würden Sie versuchen, ihr klarzumachen, dass sie total nett ist und auch mit ihrem dicken Körper attraktiv? Und dass Sie an ihr viele sehr positive Dinge sehen? Vielleicht ihre schönen Augen? Oder ihre Oberweite, für die sie beneidet wird?

Warum tun Sie das nicht für sich selbst? Schicken Sie Ihren inneren Kritiker zu Ihrem inneren Kind und lassen Sie beide ein wenig miteinander Monopoly spielen. Kritik haben Sie sich selbst genug gegeben und wissen, dass Sie nicht perfekt sind. Nehmen Sie Ihre Gedanken wahr, die da kommen, und lenken Sie Ihre Aufmerksamkeit auf andere Dinge, die Sie an sich toll finden. Denn niemand, wirklich NIEMAND hat keine Stellen am gesamten Köper, die nicht doch lobens- und erwähnenswert wären. Und wie Sie nun wissen: Energie folgt der Aufmerksamkeit. Und sie wird Ihnen nach dem Resonanzgesetz gespiegelt werden. Wertschätzen Sie die Dinge an sich selbst, die schön sind, und sie werden mehr Schönheit erfahren.

Apropos „inneres Kind": Ich habe Ihnen erklärt, wie Sie mit Ihrem inneren Kind arbeiten können, und Ihnen versprochen, in diesem Kapitel noch einmal darauf zurückzukommen. Die Arbeit mit unseren inneren Anteilen funktioniert, weil unser Gehirn nie vergisst. Alles, was wir erfahren haben, hat irgendwie und irgendwo in uns größere und kleinere Prägungen hinterlassen und ist in dieser Form immer noch vorhanden. Und unsere Vergangenheit hat uns zu dem Menschen gemacht, der wir heute sind, und gewissen Anteile in uns stärker oder schwächer gemacht. Dementsprechend wurden bestimmte Anteile in uns auch gefördert, andere hingegen sind verkümmert.

Was ich hier als „Anteile" bezeichne, können Sie auch als Wesenszüge verstehen. Und wenn Sie sich selbst besser kennenlernen wollen (und das wollen Sie ja nun mit Sicherheit, denn Sie wollen ja lernen, sich selbst zu lieben), dann sollten Sie Ihre inneren Anteil verstehen lernen.

Jeder von uns hat Phasen, in denen er perfektionistisch, unsicher, ratlos oder verzweifelt ist. Dann wiederum sind wir fröhlich, lustig, spontan, herzlich, ein anderes Mal genervt, aggressiv oder verärgert. Alle „Zustände" können bestimmten Anteilen in uns zugeordnet werden. Wenn es zum Beispiel um den inneren Liebenden geht, sind wir herzlich, fürsorglich und beschützend. Doch diese Anteile sind nicht in jeder Lebenssituation gefragt. Der innere Liebende wird im Büro wahrscheinlich eher Pause haben als Zuhause. Und so verhält es sich mit allen Anteilen, wenn sie in Harmonie miteinander agieren.

Doch es gibt Anteile, die sehr dominant sind und gerne überall etwas zu sagen hätten. Und es ist an Ihnen, diese Anteile in ihre Schranken zu weisen, damit die Harmonie wiederhergestellt werden kann. Hierfür verfährt man nicht anders als im „wirklichen" Leben mit Personen, die zu dominant werden. Generell können Sie immer das, was sie normalerweise tun würden, auch im Energetischen tun, nur dass es sich dann als Bild in Ihrem Kopf abspielt und nicht an einem Tisch im Büro oder im Wohnzimmer. Folglich sollten Sie sich, wenn Ihr innerer Kritiker einfach immer etwas zu motzen hat, sich einmal mit ihm an einen Tisch setzen und ihn fragen, warum er eigentlich so ist, wie er ist. Und auch wenn Ihnen das am Anfang ein wenig komisch vorkommt, werden Sie schnell merken, dass die Energie, die Sie in Ihre Bilder, Meditationen und gedanklichen Verfahren stecken, sich positiv in Ihrem Leben spiegeln wird.

Setzen Sie also den inneren Kritiker an einen Tisch und fragen Sie ihn, warum er ständig an Ihnen herummäkelt. Und überlegen Sie, abhängig von seiner Antwort, ob Sie vielleicht noch einen Anteil haben, der um Platz 1 der Dominanten kämpft und bei dem Gespräch dabei sein sollte. Vielleicht ist Ihr innerer Richter auch gerade wieder sehr aktiv? Oder Ihr innerer Arzt hat gerade keine Lust mehr zu arbeiten? Oder Ihr innerer Kontrolleur ist überfordert? Oder ihr inneres Kind vernachlässigt? Tun Sie so, als würden Sie mit Ihrem Team im Büro sitzen und müssten für die Probleme der einzelnen Mitglieder eine Lösung finden. Und manchmal ist es ganz einfach: Bauen Sie zum Beispiel in Gedanken einen Raum mit ganz viel Spielzeug und geben Sie dem inneren Kritiker die Aufgabe, sich die nächste Zeit mit dem inneren Kind dort zu beschäftigen. Das setzt den Kritiker außer Gefecht und macht das innere

Kind glücklich. Vergessen Sie aber nicht, hin und wieder an den Runden Tisch zu gehen und mit allen zu reden, um zu gucken, ob alles im grünen Bereich ist.

Dies ist eine Methode, mehr ins positive Denken hineinzugelangen.

Ein guter Tipp ist es auch, in der ersten Zeit für jedes gesprochene „Nicht" eine Münze in eine Spardose zu werfen. Dies dient der Bewusstmachung und wird Sie in die richtige Richtung lenken, um Ihre Energie auf das zu lenken, was Sie wollen, anstatt sie auf das zu richten, was Sie nicht wollen.

Zudem sollten Sie sich immer wieder vor Augen führen, über wie viele positive Eigenschaften Sie verfügen. Erfahrungsgemäß können (auch dünne) Menschen eine Vielzahl an Eigenschaften aufschreiben, die sie an sich selbst nicht gut finden, haben aber massive Probleme, mindestens zehn Dinge zu finden, die sie an sich mögen. Wenn auch Sie damit ein Problem haben, beginnen Sie mit einer Liste, auf die Sie jeden Tag etwas schreiben, was Sie an sich selbst positiv finden, und lesen Sie sie jeden Tag wieder durch. Und denken Sie an Folgendes: Nichts ist nur positiv oder nur negativ. Wir machen es dazu! Man bezeichnet Folgendes als sogenannte „Zwillingseigenschaften". Damit ist gemeint, dass wir einer Eigenschaft sowohl negative als auch positive Aspekte zuordnen können. Wenn Sie zum Beispiel Ihre Neugier als negative Eigenschaft ansehen, sollten Sie sich fragen, ob es wirklich so schlecht ist, neugierig zu sein, und sich fragen, was das Gegenteil, also die Zwillingseigenschaft davon wäre. Und das wäre Desinteresse. Finden Sie es wirklich so gut, desinteressiert zu sein? Und welche Vorteile hat es, wenn Sie neugierig sind? So relativiert sich Ihre negative Sicht auf bestimmte Eigenschaften, die Sie haben, sehr schnell.

Energetische Arbeit ist sehr umfangreich und ich kann Ihnen bei Weitem nicht alles hier an dieser Stelle mitgeben, was es zu wissen gibt. Wenn Sie aber damit beginnen, nicht nur die materielle Ebene zu sehen, sondern auch die energetische, die universellen Gesetze immer mit in Betracht ziehen und auf energetischer Ebene genauso verfahren, wie Sie es auf materieller tun (eben nur in Bildern), haben Sie einen beachtlichen Sprung gemacht.

Arbeiten Sie mit Bildern, Vorstellungen, Träumen und Meditationen. Lenken Sie dadurch die Energie in Richtung Ihres neu definierten Ziels.

Wenn dieses ist, dass Sie schlank sind, stellen Sie sich vor, wie Sie schlank aussehen, wie gelenkig Sie sind, wie wundervoll sich das T-Shirt in Größe 36 an Ihrem Körper anfühlt, wie prall gefüllt Ihre Einkaufstauschen sind, weil Sie plötzlich überall Shoppen gehen können und in alles passen. Vor allen Dingen aber klären Sie zumindest auf energetischer Ebene die Ursachen, die zu Ihrem dicken Selbstbild geführt haben.

Sie müssen gar nicht in persona vor den Menschen sitzen, die daran beteiligt waren, dass Sie dick geworden sind. Sie müssen nicht Ihrer Mutter ins Gesicht sagen, dass sie einen riesigen Fehler begangen hat, weil sie die Süßigkeiten versteckt hat. Es reicht vollkommen aus, wenn Sie sich in Gedanken mit ihr treffen und das innere Kind ihr das sagt. Und wenn Sie dann auch noch verstehen, dass auch Ihre Mutter keine Täterin ist, sondern auch hier nur etwas gespiegelt wurde, haben Sie einen riesigen Schritt gemacht.

Vor allen Dingen aber: Lernen Sie, sich selbst zu lieben. Nichts wird Ihnen helfen können, wenn Sie sich nicht akzeptieren, sich Güte und Wertschätzung entgegenbringen und beginnen, sich Zeit für sich selbst zu nehmen.

Das neue Abnehmprogramm

Wenn Sie nach dem nun Gelesenen das Gefühl haben, Ihr Leben auf den Kopf stellen zu müssen, liegen Sie sicher nicht ganz falsch. Doch was haben Sie erwartet? So sehr wir alle uns das auch wünschen würden, so wenig ist es eine Möglichkeit, dass morgen ein neues Wundermittel auf dem Markt erscheint, das uns dauerhaft in Dünne verwandelt. Genauso wie unser derzeitiger Körperumfang ein Produkt unseres bisherigen Lebens ist, wird unser zukünftiger Körper davon abhängen, welches innere Bild wir heute in uns tragen.

Lassen Sie mich also kurz zusammenfassen, wie der Weg aussieht:

Machen Sie sich bewusst, welche Werte in unserer Gesellschaft herrschen, wodurch und durch wen sie geprägt wurden und werden und dass ein Leben als Dicker mehr Probleme schafft als dass es sie löst.

Entscheiden Sie sich, für sich selbst die Verantwortung zu übernehmen, aus der Opferrolle herauszutreten und von nun an keine Ausreden mehr für sich zu finden.

Machen Sie sich die Abläufe in Ihrem Gehirn immer wieder bewusst, hinterfragen Sie auf der Basis Ihres neugewonnenen Wissens über Ihr Gehirn Ihre auftretenden Ängste, Befürchtungen, Stimmungen und Gefühle.

Finden Sie heraus, welche Werte in Ihrem Leben vorherrschen, welche Prägungen in Ihrem Leben für Ihr Dicksein entscheidend waren, welche Bilder über Sie Ihnen vermittelt wurden und welcher „Cocktail" von alledem dazu geführt hat, dass Sie heute da stehen, wo Sie sind.

Skizzieren Sie das innere Bild von sich selbst möglichst genau und machen Sie sich bewusst, dass Ihre derzeitige Komfortzone durchaus tödlich sein kann, weil Ihr Gehirn es nicht besser weiß. Machen Sie sich dabei immer wieder bewusst, dass Angst ein wertvoller Wegweiser ist, den Sie keinesfalls ignorieren sollten.

Definieren Sie alle Werte neu, hinter denen Sie nicht stehen können und die Ihnen nicht dienlich sind. Lösen Sie Prägungen auf, indem Sie mit Ihren inneren Anteilen und mit den universellen Gesetzen wie dem Gesetz der Anziehung, dem Resonanzgesetz und dem Spiegelgesetz arbeiten.

Justieren Sie immer wieder neu!

Und vor allen Dingen: Arbeiten Sie an Ihrer Eigenliebe!

Sie fragen sich jetzt, wo denn der Teil mit der Ernährung und der Einschränkung beim Essen kommt? Tja, gar nicht. Es gibt verschiedene Möglichkeiten, was alles passieren kann, wenn Sie all das bearbeitet und geändert haben. Vielleicht ist es so, dass Sie plötzlich feststellen, dass Sie gar keine Süßigkeiten mehr brauchen. Oder dass Sie plötzlich Spaß am Marathonlaufen haben. Und das ist kein Scherz. Denn wenn Ihr inneres Bild starr und unbeweglich ist, wird sich auch das nach dem Spiegelgesetz im Außen manifestieren.

So individuell wie Ihre Gründe für Ihr Dicksein sind, so individuell wird auch der Weg hin zu dem für Sie idealen Gewicht sein. Und erinnern Sie sich an meinen Kommilitonen? Wenn Ihr inneres Bild stimmt, werden auch zehn Schokoriegel am Tag nichts daran ändern. Aber wahrscheinlich werden Sie sie nicht mehr wollen oder gar brauchen. Denn wer sich selbst liebt, wird seinem Körper wahrscheinlich nicht so viel Zucker und leere Kalorien zumuten.

Unterschätzen Sie bitte nicht die Bedeutung der Eigenliebe. Wenn Sie Ihr Leben damit verbracht haben, sich immer wieder zu sagen, dass Sie sich selbst nur toll finden können, wenn Sie dünn sind, liegt ein langer Weg vor Ihnen, das zu ändern. Denn Sie sind toll! Nur müssen Sie das auch erkennen.

Alle in diesem Buch genannten Punkte sind vollkommen gleichwertig zu betrachten. Einer hängt mit dem anderen zusammen. Keiner ist weniger wichtig als der andere. Deshalb können Sie auch mit Ihrer energetischen Arbeit beginnen und Ihre Werte später angleichen. Oder an den Werten und Prägungen arbeiten, die Ihnen spontan in den Sinn kommen, um dann ein wenig bei dem Programm Eigenliebe fortzufahren. Jeder Mensch hat sein eigenes Tempo und seine eigene Vorgehensweise. Wenn es bei Ihnen zum Beispiel noch Blockaden gibt und Ihnen Ihr Gehirn den Zugang zu bestimmten Erlebnissen verwehrt, gibt es dafür mit Sicherheit einen guten Grund. Sie sollten nicht daran verzweifeln und denken, dass es nun nicht weitergeht. Machen Sie in dem Fall einfach das, was geht. Sie werden sehen, dass Sie mit der Zeit an alles herankommen werden, was für Sie von Bedeutung ist.

Manchmal gibt es Blockaden, die wir alleine nicht beseitigen können. Obwohl es uns vielleicht gar nicht bewusst ist, hat unser Unterbewusstsein

Erlebnisse, die besonders schmerzhaft waren, einfach fest weggeschlossen und aus Angst vor einer Retraumatisierung für uns unzugänglich gemacht. Auch das werden Sie spüren. Sie werden wissen, dass da noch etwas von Bedeutung war. Scheuen Sie sich nicht, in einem solchen Fall professionelle Hilfe in Anspruch zu nehmen. Dies gilt ebenso, wenn Sie wissen, was Sie verdrängen und alleine nicht an dieses Thema gehen möchten. Es ist weder ein Zeichen von Schwäche noch von Unvermögen, sich an Menschen zu wenden, deren Beruf es ist, anderen psychologisch zu helfen.

Gestalten Sie Ihren Weg so individuell und schnell oder langsam, wie es für Sie passend ist. Wenn Sie ein Thema besonders interessiert, finden Sie eine breite Auswahl an vertiefender Literatur. Ich selbst kann Ihnen wärmstens die Meditationen, Vorträge und Kurse von Robert Betz und Veit Lindau empfehlen. Beide sind beeindruckende Life Coaches, die mich in meinem Leben sehr weitergebracht haben. Doch bitte denken Sie immer dran: Es gibt kein Wundermittel! Auch Bücher, Kurse, Coachings usw. sind lediglich Hilfsmittel, die Ihnen den Weg weisen können. Tun müssen Sie es alleine!

Und wenn dann ...

... doch der gewünschte Erfolg nicht eintritt?

Tja, auf die eine oder andere Art wird er eintreten. Mit Sicherheit! Nur kann Ihnen keiner sagen, wie genau er aussehen wird.

Glück ist Authentizität, was bedeutet, dass Körper, Geist und Seele im Einklang sind. Es kann also durchaus sein, dass Sie sich so lieben lernen, wie Sie sind, Ihr Körper gesund ist und dabei ein paar Kilo zu viel auf den Rippen hat. Denken Sie immer daran: Hätten Sie zur Zeit von Rubens mit Ihren Kurven gelebt, wären Sie wahrscheinlich total hip gewesen und die Welt hätte Ihnen zu Füßen gelegen.

Die Werte, die Sie dazu bringen, ein Gewicht haben zu wollen, bei dem man Ihre Knochen fast sehen kann, sind die Werte einer Gesellschaft, die immer mehr an Äußerlichkeiten hängt, die kein normaler Mensch bieten kann. Oder warum müssen selbst Fotos von Models mit Photoshop bearbeitet werden?

Aber selbst wenn Sie nicht komplett glücklich sind, kann es auch passieren, dass Sie feststellen, dass Sie an einige Themen Ihrer Vergangenheit nicht herangehen möchten und deshalb mit dem

Erreichten zufrieden sind. Doch dann ist es Ihre Entscheidung und Sie werden auch mit ihr zufrieden sein. Man muss nicht alles in seinem Leben lösen und perfektionieren. Vielleicht ist es Ihre Herausforderung, an einem Punkt, an dem Ihr Gewicht nicht mehr gesundheitsgefährdend ist und Sie ohne Einschränkungen leben können, zu akzeptieren, dass Sie eben so sind, wie Sie sind. Man muss keine Kleidergröße 34 tragen, um glücklich zu sein. Eigentlich ist die bei normal großen Menschen schon eher beängstigend!

Denke Sie immer daran, dass Sie in einem wundervollen und unglaublich leistungsstarken Körper stecken, der auf Ihre Mitarbeit angewiesen ist und definitiv nicht mit Ihnen kämpfen will.

Ein Satz, der mich sehr beeindruckt hat, war: Jeder gibt immer und zu jeder Zeit sein Bestes! Und das tun Sie genauso wie alle Anteile in Ihnen. Bevor Sie also wieder beginnen, mit sich selbst zu hadern, führen Sie sich vor Augen, wie erstaunlich und bewundernswert all das ist, was Sie bisher erreicht haben und heute sind. Und denken Sie immer daran: Es gibt für alles einen Grund! Und der liegt niemals im Außen!

Zum Abschluss

Ich möchte Ihnen am Ende dieses Buchs noch ein paar persönliche Dinge schreiben.

All das, was Sie hier in diesem Buch gelesen haben, ist auf meinem Mist gewachsen und das Ergebnis einer jahrelangen Reise auf der Suche nach Glück. Aufgewachsen in einer Gesellschaft und bei Eltern, für die ein schlanker Körper wichtig war und mit Schönheit gleichgesetzt wurde, entwickelte auch ich mich nicht in die gewünschte Richtung. Erst in der arabischen Kultur, in der ich mich zehn Jahre meines Lebens aufhielt, lernte ich, dass Schönheit auch anders aussehen und mein Körper durchaus gefragt sein kann. Dort gab es dann andere Dinge, die an mir nicht okay waren, aber das können Sie in einem anderen Buch von mir („Sand in ihren Schuhen", erschienen im Franzius Verlag) nachlesen.

Wie so oft im Leben war es auch bei mir so, dass sich ein Problem ans nächste reihte ... Bis ich eines Tages beschloss, meinem Leben eine Wende zu geben. Dabei war mein Gewicht noch eins der kleinsten Probleme, die ich hatte. Und ich setzte mir ein Ziel, das bis heute oberste Priorität hat: Glücklichsein. Ich lernte alles, was es darüber zu wissen gab, ich verfolgte dieses Ziel mit jeder Methode, die mir sinnvoll erschien. Und ich lernte, dass Lernen auch Scheitern beinhaltet und jede Erfahrung wertvoll ist auf dem Weg zum Ziel.

Heute gibt es kaum etwas, was ich nicht im Coachingbereich und auf energetischer Ebene ausprobiert habe. Ein Jahrzehnt voller Erfahrungen liegt hinter mir und ich kann Ihnen aus tiefster Überzeugung sagen: Man kann auch ohne Kleidergröße 34 glücklich sein.

Eine Freundin sagte einmal den Satz zu mir: „Wenn du glücklich bist, ist es egal, wie du es bist. Hauptsache, du bist es." Und sie hatte recht. Auch wenn wir daran gewöhnt sind, Glück immer von bestimmten Ereignissen oder Zuständen abhängig zu machen, ist es eine innere Einstellung, die man erlernen kann. Glücksmomente gibt es jede Menge und man kann sie auch manchmal mehr oder weniger teuer erkaufen. Echtes Glück ist da anders.

Ich bin zutiefst davon überzeugt, dass alle Mittelchen und Diäten nur in den seltensten Fällen eine dauerhafte Verringerung des Körpergewichts zur Folge haben. Und ich glaube fest daran, dass ein Leben in ständiger Enthaltsamkeit einen Teil unseres Glücks raubt. Es ist ein billiger Ersatz für die Eigenliebe und erfüllt wiederum nichts anderes als die Werte und Erwartungen anderer, die da heißen: Disziplin und Durchhaltevermögen.

Kombinieren Sie Sport und gesunde Ernährung, so viel Sie wollen: Am Ende des Tages wird es Sie nicht glücklich machen. Es macht Sie jedoch glücklich, wenn Sie aus der Opferrolle heraustreten, Ihre Konditionierungen erkennen und Ihr Leben in die eigenen Hände nehmen, indem Sie selbstbestimmt leben und sich selbst respektieren und wertschätzen.

Ich möchte damit nicht sagen, dass Sie nie wieder einen Hänger haben werden und nicht mal eine Phase, in der es Ihnen nicht gutgeht. Aber Sie werden dann wissen, warum dem so ist und wie Sie damit umzugehen haben. Und das ist mehr wert als alles andere.

Ich wünsche Ihnen, dass Sie den Mut finden, sich auf den Weg zu machen. Und dass Sie dieses Buch nicht gleich in die Ecke pfeffern, weil es Ihnen kein neues Wundermittel verspricht. Aber seien wir mal ehrlich: Wie weit haben Sie diese Wundermittel, erfolgversprechenden neuen Methoden und Diäten bisher gebracht?

Eine kleine Geschichte

Ein kleiner Junge lebte in einem abgeschiedenen Dorf. Seine Spielzeuge bestanden aus Steinen und Ästen und seine besten Freunde waren die Tiere.

Ganz besonders hatten es dem kleinen Jungen die Eidechsen angetan. Er liebte ihr Aussehen, ihre Art, sich zu bewegen, und beobachtete sie tagein, tagaus.

Eines Tages bemerkte er, dass einer Eidechse der Schwanz fehlte. Er nahm sie mit, weil er dachte, die Eidechse würde sonst nicht überleben. Und so wurde er Zeuge, wie der Eidechse nach und nach ihr Schwanz nachwuchs.

Auch in der folgenden Zeit konnte er immer wieder beobachten, dass den Eidechsen Gliedmaßen nachwuchsen. Und so hatte er zwar große Schmerzen, als er eines Tages einen Unfall mit der Axt des Vaters hatte und dabei das vordere Glied seines Zeigefingers verlor, aber er machte sich keine großen Sorgen.

Die Erwachsenen waren zwar verwundert, als er ihnen mitteilte, dass der Finger ja nachwachsen würde, ließen ihn aber in dem Glauben, weil sie ihn in seinem jungen Alter nicht zu sehr ängstigen wollten. Er würde schon früh genug feststellen, dass sein Finger nicht wachsen würde, und damit leben lernen.

Doch zu aller Erstaunen behielt der Junge recht. Zwar wurde sein Finger nie wieder so lang wie vor dem Unfall, aber er wuchs nach.

Alle sagten: „Das geht nicht!" Und dann kam einer, der wusste das nicht, und hat's einfach gemacht!

Unbekannt

Die Autorin

Petra Liermann wurde 1971 in Dortmund geboren. Nach dem Abitur arbeitete sie zuerst im öffentlichen Dienst, den sie 2003 verließ, um nach Ägypten auszuwandern. Nach der Geburt ihrer Tochter im Jahr 2007 und weiteren Jahren in der arabischen Kultur musste sie im Jahr 2011 aus dem Land fliehen. Es folgte eine Zeit der Aufarbeitung und Weiterentwicklung, in der Petra sich vor allen Dingen auf die Bereiche energetische Heilung und Spiritualität konzentrierte. Nach abgeschlossener Ausbildung zum Reiki-Meister begann sie, ihr Wissen erst in Kursen und dann auch in Büchern mit anderen Menschen zu teilen. Kombiniert mit dem Wissen aus einer früheren Ausbildung zum Kommunikationstrainer und Coach, ergaben die neuen Erkenntnisse einen bodenständigen, ganzheitlichen Weg, der bisher vielen Menschen helfen konnte, ein glücklicheres Leben zu führen.

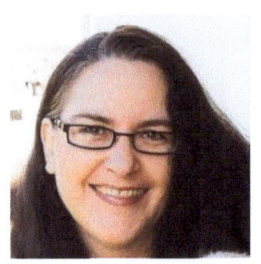

Weitere Informationen zur Autorin erhalten Sie unter folgenden Links:

www.petra-liermann.de

Facebook:
www.facebook.com/LektoratLiermann

Instagram:
www.instagram.com/petraliermann/

youTube:
www.youtube.com/user/petraliermann28

Weitere Titel der Autorin

Sand in ihren Schuhen - Biografischer Roman
Erschienen im Franzius Verlag
ISBN: 978-3945509302

Wind in ihren Haaren
Erschienen im Franzius Verlag
ISBN: 978-3960500131

Eine Seele in zwei Körpern – Der Weg der Dualseelen in eine glückliche Beziehung
Erschienen im Franzius Verlag
ISBN: 978-3960501183

Eine glückliche Seele in zwei Körpern: Dualseele 2.0
Erschienen im Franzius Verlag
ISBN: 978-3960501787

Mit dem Labyrinth von Chartres auf dem Weg zu Dir selbst – Eine spirituelle Reise
Erschienen bei BoD
ISBN: 978-3735725721

Weiblichkeit leben: Zurück in die Steinzeit oder vorwärts in ein neues Leben
Erschienen im Franzius Verlag
ISBN: 978-3960500674

2021: Wer wir sind, wo wir stehen und wohin wir gehen
Erschienen im Franzius Verlag
ISBN: 978-3945509319

Die unantastbaren Diener Gottes
Erschienen bei BoD
ISBN: 978-3752880953

Glücklichmacher-Kalender: In 52 Wochen zu mehr Glück, Lebensfreude und Authentizität
Erschienen bei BoD
ISBN: 978-3738645736